DE LA LAPAROTOMIE

DANS LA PÉRITONITE TUBERCULEUSE

(ÉTUDIÉE PLUS SPÉCIALEMENT CHEZ L'ENFANT)

PAR

Le Dr A. ALDIBERT

Ancien interne des hôpitaux
Enfants-Malades, 1889 — Hôpital Trousseau, 1890
Membre correspondant de la Société anatomique

PARIS
G. STEINHEIL, ÉDITEUR
2, RUE CASIMIR-DELAVIGNE, 2

1892

DE LA LAPAROTOMIE

DANS LA PÉRITONITE TUBERCULEUSE

(ÉTUDIÉE PLUS SPÉCIALEMENT CHEZ L'ENFANT)

TRAVAUX DU MÊME AUTEUR

Du diagnostic et de l'intervention chirurgicale dans les déchirures du rein, en collaboration avec le Dr GÉRARD MARCHANT, chirurgien des hôpitaux. Lecrosnier et Babé, édit., in-8°, 53 p., 1889.

Remarques sur les procédés de détermination quantitative des germes contenus dans l'air, en collaboration avec le Dr KIENER, professeur à la Faculté de médecine de Montpellier. *Revue d'hygiène*, tome X., n° 9, 1888.

Note sur un calcul vésical développé autour d'une épingle à cheveux, chez une petite fille : dilatation de l'urèthre ; lithotritie. *Rev. mens. des mal. de l'enfance*, 1889.

Fistule cutanéo-bronchique dans un cas de mal vertébral postérieur. *Rev. mens. des mal. de l'enfance*, 1889.

Valeur seméiologique des signes pseudo-cavitaires dans les affections pulmonaires de l'enfance. *Rev. mens. des mal. de l'enfance*, 1890.

Deux cas d'adénopathie trachéo-bronchique avec hémoptysies foudroyantes, *Rev. mens. des mal. de l'enfance*, 1890.

Du traitement chirurgical de l'invagination intestinale chez l'enfant. *Rev. mens. des mal. de l'enfance*, 1892.

Hernie inguinale droite du cæcum, à sacs multiples. *Soc. anat.*, séance du 17 juin 1887.

Plaie pénétrante du thorax et de l'abdomen par canne à fusil chargée de plomb ; lésions du poumon, déchirure du diaphragme, blessure de l'estomac qui fait hernie dans le thorax. *Soc. anat.*, séance du 30 janvier 1892, tome V, p. 23 à 40.

Artérite oblitérante : Oblitération de l'aorte abdominale et de ses branches terminales. *Soc. anat.*, séance du 30 janv. 1892, tome V, p. 23 à 40.

Cancer de la tête du pancréas avec dilatation énorme des canaux cholédoque et hépatique ; ictère chronique aggravé ; tentative de cholécystentérostomie rendue impossible par l'absence de bile dans la vésicule. *Soc. anat.*, séance du 30 janv. 1892, tome V, p. 23 à 40.

IMPRIMERIE LEMALE ET Cie, HAVRE

DE LA LAPAROTOMIE

DANS LA PÉRITONITE TUBERCULEUSE

(ÉTUDIÉE PLUS SPÉCIALEMENT CHEZ L'ENFANT)

PAR

Le Dr A. ALDIBERT

Ancien interne des hôpitaux
Enfants-Malades, 1889 — Hôpital Trousseau, 1890
Membre correspondant de la Société anatomique

PARIS

G. STEINHEIL, ÉDITEUR

2, RUE CASIMIR-DELAVIGNE, 2

1892

DE LA LAPAROTOMIE

DANS LA PÉRITONITE TUBERCULEUSE

(ÉTUDIÉE PLUS SPÉCIALEMENT CHEZ L'ENFANT)

INTRODUCTION

Grâce aux méthodes antiseptiques et aseptiques, la chirurgie a vu entrer dans son domaine un certain nombre d'affections qui dépendaient jusque-là exclusivement de la médecine. Parmi ces nouvelles conquêtes, dont l'énumération serait assez longue à faire, il y en a une qui n'est ni moins importante, ni moins éclatante que les autres, c'est la péritonite tuberculeuse.

Nous nous proposons, dans ce modeste travail, d'étudier ce que l'on doit attendre de l'intervention dans ces cas de péritonite bacillaire, trop souvent mortels lorsqu'on se borne à les combattre par un traitement médical ; pour ce faire, et pour apporter un peu de lumière dans une question si complexe, nous essaierons de grouper les cas si dissemblables de cette affection en un certain nombre de formes cliniques et anatomiques qui rapprocheront les observations similaires et permettront, croyons-nous, de poser assez nettement les indications opératoires. Nous étudierons donc chacune de ces formes isolément, décrivant pour chacune d'elles les résultats de l'intervention, les indications ou contre-indications qui en découlent et le mode opératoire qui leur convient. Nous présenterons ensuite l'étude des contre-indications qui sont communes à ces diverses formes et se trouvent constituées par des lésions bacillaires concomitantes portant sur d'autres points de l'économie. Un dernier chapitre sera consacré au mode d'action encore fort obscur de la laparotomie dans cette péritonite tuberculeuse.

Nous avons l'intention d'étudier plus spécialement l'influence de l'incision abdominale sur la péritonite bacillaire infantile. Nous avons donc séparé nettement, dans nos tableaux comme dans notre description, ce qui a trait à l'enfance et ce qui se rapporte aux adultes; nous serons même assez bref pour ce qui concerne ces derniers ; nous n'utiliserons ces matériaux que pour montrer la similitude ou la différence des résultats suivant l'âge, ou pour confirmer certaines assertions que le nombre trop restreint d'observations infantiles ne pourrait pas permettre d'établir avec assez de certitude.

Nous tenons encore à faire remarquer que nous n'avons fait figurer dans nos tableaux, en ce qui regarde le sexe féminin, que des enfants non réglées, voulant ainsi exclure les péritonites avec début génital. Nous avons pris comme limite d'âge, celle qui est généralement adoptée, c'est-à-dire 15 ans : quatre observations se rapportent cependant à des fillettes de 16 ans, mais l'absence de menstruation, chez elles, permet de les considérer encore comme des enfants.

Nous avons revu nous-même dans l'original toutes les observations anglaises, américaines et italiennes que nous ont fourni les index bibliographiques ; les allemandes et les russes ont été traduites sous nos yeux, en les comparant avec les traductions qui pouvaient avoir déjà paru, par nos amis Lioffring et Zolotnesky, avec un zèle et une amabilité dont nous sommes heureux de les remercier vivement ici. Nous avons ainsi pu relever et corriger un assez grand nombre d'erreurs assez importantes. Il s'en est encore peut-être glissé malgré nous dans ce travail, car la manipulation de plus de deux cents observations est toujours délicate ; mais nous espérons que ceux qui nous liront tiendront compte de cette difficulté et des efforts que nous avons faits pour les réduire à leur minimum.

Nous sommes heureux de profiter de l'occasion, qui nous est offerte, pour remercier nos maîtres dans les hôpitaux et leur témoigner toute notre reconnaissance.

M. le Dr Delens et M. le professeur Debove ont dirigé nos premiers pas ; ils nous ont appris la chirurgie journalière et les éléments fondamentaux de la clinique médicale.

Nous avons eu le bonheur de faire notre première année d'internat avec le Dr Gérard Marchant ; ce maître, si sympathique, nous a toujours prodigué son enseignement, en même temps que son affection ; nous lui garderons une éternelle reconnaissance pour les preuves d'amitié si nombreuses qu'il nous a données.

Le Dr de Saint-Germain, avec son amabilité bien connue, nous a fait profiter de sa longue expérience en clinique chirurgicale infantile. Le Dr Cadet de Gassicourt, avec une affection toute paternelle, nous a montré aussi tous les secrets de la médecine infantile. Nous sommes heureux de leur dire que nous leur devons ce que nous savons en pédiatrie.

M. le Dr Terrier nous a fait l'honneur de nous accepter l'année dernière comme interne, dans son service. Nous avons eu ainsi le bonheur de recevoir les leçons d'un maître dont la haute valeur chirurgicale est reconnue de tous ; ses beaux succès nous ont prouvé ce que l'on peut attendre de la chirurgie, lorsqu'elle est faite avec toute la rigueur aseptique nécessaire. Il nous a tracé une voie que nous serons fiers de suivre. Qu'il nous permette de lui témoigner ici toute notre gratitude et nos plus vives sympathies.

Nous avons eu le plaisir de passer cette même année avec MM. Broca et Hartmann ; nous n'oublierons pas qu'il nous ont fait largement profiter de leur instruction personnelle ; nous devons spécialement et affectueusement remercier M. Hartmann qui nous a témoigné une si profonde amitié en toutes circonstances.

Nous devons aussi présenter nos remercîments à MM. Berger, chirurgien de l'hôpital Lariboisière ; Le Bec et Monnier, chirurgiens de l'hôpital St-Joseph, pour l'amabilité avec laquelle ils nous ont communiqué leurs observations.

Que M. le professeur Lannelongue veuille bien agréer l'expression de notre respectueuse reconnaissance pour l'honneur qu'il nous a fait en voulant bien accepter la présidence de notre thèse.

CHAPITRE I

HISTORIQUE

L'histoire de la laparotomie dans la péritonite tuberculeuse peut être divisée en deux périodes bien nettes. Dans la première, qui commence en 1862, avec le cas classique de Spencer Wells, l'intervention chirurgicale était toujours consécutive à des erreurs de diagnostic ; c'était, le plus souvent, pour des kystes de l'ovaire supposés que le chirurgien prenait le bistouri ; il constatait la présence de granulations tuberculeuses péritonéales et s'empressait de refermer l'abdomen. Ces simples laparotomies exploratrices ayant été suivies de plusieurs cas de guérison, on entra dans une nouvelle phase et on proposa cette incision dans un but curatif.

C'est à Kœnig surtout que l'on doit cette nouvelle conquête chirurgicale; dès 1884, en effet, dans un premier mémoire, il publie trois observations de péritonites tuberculeuses traitées, de propos délibéré, par l'ouverture de l'abdomen et il recommande ce mode thérapeutique nouveau ; dans un second mémoire plus important, lu au Congrès de Berlin, en 1890, il réunit 131 cas, insiste de nouveau sur les heureux résultats de l'intervention sanglante et esquisse les indications ainsi que le manuel opératoire. Dans l'intervalle de ces deux publications, plusieurs travaux ou plusieurs communications avaient attiré l'attention des chirurgiens de ce côté et le nombre des opérations de ce genre augmentait rapidement. Il nous suffira de signaler la thèse d'agrégation de Truc (1886) ; les 28 observations rapportées par Kummel au 26e congrès de la Société allemande de chirurgie en 1887 ; les 71 cas collationnés par Maurange, dans sa thèse, en 1889 ; les 86 observations que signale Ceccherelli à la sixième réunion de la Société italienne de chirurgie à Bologne, en avril 1889. La question est agitée au congrès de chirurgie de Paris, le 10 octobre 1889 et Démosthène, Demons,

Labbé, Routier rapportent plusieurs observations personnelles. Citons encore les travaux de Pribram, de Vierordt, de Czerny ; le long et intéressant mémoire d'Osler, de février 1890; les revues de Routier et de Brülh dans la *Médecine moderne* du 3 avril et la *Gazette des hôpitaux* du 25 octobre 1890. Signalons la thèse remarquable de Pic, où se trouvent 67 observations inédites ; celles d'Elmassian et de Mathis (1890) et le long article que M. Jalaguier consacre à cette question dans le nouveau Traité de chirurgie (1891). Nous pourrions enfin indiquer les revues ou communications de Croom (mai 1890), de Wheeler (juin 1890), de Parker Sims (novembre 1890), de Richelot, de Lejars (1891), de Schwartz (1892) et d'autres encore moins importantes qui accompagnent la publication des observations.

L'histoire de la laparotomie dans la péritonite tuberculeuse de l'enfant présente, comme chez l'adulte ces deux périodes. Les premières interventions, qui datent de 1874 (Petri), de 1878 (Dorhn), ont été dirigées contre des kystes de l'ovaire supposés ; il faut arriver à 1887, avec Roosenburg, Naumann, Cabot, Clarke, pour voir entreprendre la laparotomie dans le but de guérir la péritonite bacillaire ; les observations, depuis, se sont multipliées. Pic en rapporte six; nous-même avons pu en colliger cinquante-deux. Nous ne pouvons signaler aucun travail important fait sur cette question, chez l'enfant ; nous ne connaissons, en effet, que deux courts articles, l'un de Keetley (*The Lancet*, 1890), l'autre d'Alexandroff (*Wrach*, 1891), qui se rapportent à ce sujet.

CHAPITRE II

DES FORMES DE LA PÉRITONITE TUBERCULEUSE

Pour apprécier la valeur d'une méthode thérapeutique chirurgicale, il est indispensable de grouper les cas identiques, de rapprocher les observations comparables et d'examiner les résultats que cette méthode donne dans chaque catégorie de faits. Ceci est peut-être plus vrai pour la péritonite tuberculeuse que pour n'importe quelle autre affection. Peut-on, en effet, confondre dans une même statistique les résultats que donne la laparotomie dans les formes miliaires aiguës, où la mort est parfois si rapide ; dans les formes ulcéreuses, où existent si fréquemment des collections suppurées ; et dans les formes fibreuses tantôt ascitiques, tantôt au contraire sèches et paraissant évoluer spontanément vers la guérison ? Ces cas sont trop dissemblables ; il est donc nécessaire de constituer un certain nombre de formes au point de vue du pronostic opératoire ; cette nécessité s'impose encore davantage lorsque l'on veut établir les indications ou contre-indications de l'intervention.

Depuis les travaux de Fernet et la thèse remarquable de son élève Boulland, on décrit, au point de vue *médical,* trois formes principales de péritonites tuberculeuses, différenciées autant par leur symptomatologie, que par leur marche et leur pronostic. Cette classification repose sur l'évolution même du tubercule, qui peut ou rester à l'état de granulation grise (forme miliaire), ou subir la dégénérescence caséeuse et devenir ulcéreux (forme ulcéreuse), ou guérir par transformation fibreuse (forme fibreuse). Nous décrirons rapidement ces diverses formes au point de vue anatomique et clinique, en empruntant les détails qui suivent au travail de Boulland.

La péritonite tuberculeuse miliaire peut être localisée au péritoine ou bien coexister avec une dissémination des lésions bacillaires dans l'économie tout entière ; dans ce dernier cas, elle ne constitue qu'une partie du tableau clinique et anatomique, que l'on appelle la granulie ; elle ne peut nous intéresser ici, n'étant justiciable d'aucune intervention.

Plus importante, à notre point de vue, est la forme miliaire, localisée au péritoine. Elle se caractérise anatomiquement par l'existence de granulations grises, confluentes et superficielles reposant sur une séreuse enflammée ; d'une ascite abondante, citrine, parfois sanguinolente, rarement séro-purulente, sans fausses membranes épaisses. Cliniquement, elle est précédée des mêmes phénomènes généraux que la granulie (tristesse, céphalalgies, irrégularité du pouls, mouvements fébriles, amaigrissement rapide) ; mais ils cèdent bientôt le pas aux symptômes locaux, péritonéaux (ballonnement et sensibilité vive du ventre, vomissements alimentaires et bilieux, constipation, ascite libre et abondante, température autour de 39°). La forme miliaire est une forme *aiguë*, à marche rapide, évoluant en un mois, en général. Elle est presque toujours mortelle ; lorsqu'elle guérit, elle se transforme en tuberculose fibreuse, plus rarement ulcéreuse, mais son caractère de malignité se traduit encore par de faciles et fréquentes récidives qui enlèvent le plus souvent l'individu.

Dans la forme ulcéreuse, les lésions sont non plus étendues en surface, mais en profondeur, et le tubercule suit ici son évolution naturelle qui est la caséification, le ramollissement et l'ulcération : c'est la péritonite de Grisolles. A l'ouverture de l'abdomen, on trouve un magma informe constitué par des anses intestinales soudées entre elles et à la paroi, recouvertes de fausses membranes jaunâtres, épaisses, infiltrées de tubercules ; lorsqu'on sculpte l'intestin dans cette masse fibro-caséeuse, on découvre une série de loges plus ou moins volumineuses, quelquefois énormes et contenant ici un liquide clair, là une collection purulente, ailleurs un épanchement chocolaté, ailleurs encore un amas de matière caséeuse analogue à du mastic ; toutes ces loges sont limitées par des fausses membranes couvertes, comme la séreuse elle-même, de tubercules opaques, jaunâtres et profonds. Les organes sous-séreux sont envahis aussi par l'infiltration tuberculeuse, et le processus ulcératif pourra détruire tantôt la paroi intestinale, faisant ainsi communiquer deux anses d'intestin parfois très éloignées ; tantôt la paroi abdominale, produisant une fistule dans le voisinage de l'ombilic si commune chez l'enfant. Les malades très amaigris, terreux, avec une température vespérale de 38° à 40°, sont encore affaiblis par des sueurs profuses, des vomissements alimentaires fréquents, une diarrhée profuse séreuse et parfois sanguinolente. Leur abdomen volumineux, avec une circulation collatérale anormalement développée, présente des zones de matité et de sonorité entremêlées, ne correspondant plus aux parties déclives ; souvent on y perçoit des masses dures ou fluctuantes irrégulières. Ils se cachectisent rapidement et ils meurent « non pas tant de leur péritonite que de la phtisie pulmonaire qui ne manque jamais », à moins qu'une complication, telle qu'une fistule unissant deux anses intestinales éloignées ou une poussée aiguë, ne vienne hâter leur fin.

Dans la forme fibreuse, le tubercule a spontanément évolué vers la guérison et les éléments qui le composent ont subi la transformation fibreuse. Ici la séreuse présente des lésions inflammatoires plus atténuées et contient une ascite qui, développée lentement, reste très abondante, transparente, parfois séro-purulente. Cet état peut persister pendant des mois et correspond au tubercule stationnaire de Charcot. Si, au contraire, le travail réparateur se poursuit, l'ascite se résorbe, des fausses membranes recouvrent les anses intestinales, les font adhérer entre elles et à la paroi, et ces adhérences rétractiles étouffent les granulations tuberculeuses qui deviennent alors fibreuses et inertes (tubercule de guérison de Cruveilhier); nulle part on n'aperçoit de lésions caséeuses. Si ce travail s'exagère, une nappe cicatricielle atrophie et accole l'intestin à la colonne vertébrale, pendant que les autres viscères abdominaux sont eux-mêmes enserrés dans une gaine scléreuse. Cette forme, après un début subaigu et insidieux, se caractérise par une fièvre modérée, l'absence de vomissements, des alternatives de constipation et de diarrhée, la persistance d'un bon état général. Localement, il existe d'abord du tympanisme, remplacé ensuite par une ascite abondante libre ou enkystée, qui disparaît à son tour ; on constate alors un gâteau formé par les anses intestinales soudées, avec crépitation neigeuse et frottements péritonéaux ; la santé s'améliore et l'embonpoint reparaît ; c'est là la forme de guérison spontanée. L'évolution est toujours lente et dure, en moyenne, trois mois. Des poussées aiguës, une transformation ulcéreuse peuvent se produire et entraîner un dénouement fatal. Nous passons sur les complications dues à l'exagération du travail régressif, qui produit des constrictions de l'intestin et des chylifères, des vaisseaux, du foie, d'où l'apparition de troubles digestifs, d'œdèmes. d'albuminurie et d'ascite.

Ces trois formes existent chez l'enfant comme chez l'adulte; leur fréquence relative seule est peut-être différente. Chez lui, en effet, la forme ulcéreuse paraît être plus commune; il ne faudrait pas, avec Vacher, conclure de cette prédominance que la forme fibreuse n'existe pas, et nous en avons observé des exemples dans le service de notre excellent maître M. Cadet de Gassicourt. Quant à la forme miliaire, localisée, on la retrouve aussi, mais plus rarement, et cette diminution de fréquence va en augmentant au fur et à mesure que l'on se rapproche de la naissance. Chez les jeunes enfants, en effet, la granulation tuberculeuse se dissémine volontiers, dans les formes aiguës surtout; la phtisie aiguë pure y est rare comme la péritonite miliaire aiguë et c'est une tuberculose généralisée, une granulie, que l'on trouve le plus souvent à l'autopsie. Ces vues sont parfaitement conformes à la statistique que donne Pic, dans sa thèse, où, sur 67 observations infantiles de péritonites tuberculeuses, soignées à la Charité de Lyon, il y a 2 formes miliaires, 36 formes ulcéreuses, 28 formes fibreuses.

Cette classification de Boulland est excellente au point de vue médical; elle est insuffisante au point de vue *chirurgical*, parce que les modes d'intervention diffèrent dans la même forme, suivant sa période ou suivant le symptôme prédominant. Dans la forme fibreuse. par exemple, le modus faciendi ne sera plus identique lorsqu'on opérera à la période ascitique ou à la période de soudure, de rétraction, de tumeur; de même dans la forme ulcéreuse, lorsqu'on se trouvera en présence d'une vaste collection suppurée ou d'une agglomération de masses intestinales soudées par des fausses membranes caséeuses. Il n'est donc pas étonnant de voir les chirurgiens proposer d'autres classifications basées non plus seulement sur l'évolution clinique, mais sur l'état sous lequel se présente l'abdomen. Lindfors, par exemple, distingue : 1° les formes latentes; 2° les formes aiguës (subdivisées en typhique, localisée et suppurée); 3° les formes chroniques (subdivisées aussi en formes avec épanchement libre, épanchement enkysté, forme adhésive fibrino-plastique, forme adhésive avec obstruction intestinale). Elliot fait reposer la sienne sur l'existence soit d'une ascite libre, soit d'une ascite enkystée, soit de masses tuberculeuses circonscrites. Alexandroff admet la même classification en ajoutant que chacune de ces trois formes peut être aiguë, subaiguë ou chronique. Elder propose le groupement en : 1° ascites tuberculeuses enkystées ou généralisées, séreuses ou suppurées; 2° péritonite fibrino-plastique; 3° péritonite avec obstruction. Osler adopte comme classification anatomique, celle de Boulland et reconnaît la difficulté d'une classification clinique (qu'il ne donne pas du reste); il montre certains débuts anormaux de la péritonite tuberculeuse pouvant simuler une fièvre typhoïde, une entérite, un ulcère ou un cancer de l'estomac; il insiste enfin sur des modalités cliniques, plus importantes au point de vue chirurgical, c'est-à-dire sur l'existence de tumeurs formées par le grand épiploon, ou par des exsudats enkystés, ou par des intestins agglutinés, ou par des ganglions mésentériques; ces tumeurs simulent souvent des néoplasmes, et peuvent être la source de nombreuses erreurs de diagnostic. Ces pseudo-tumeurs rentrent dans les péritonites localisées et certaines d'entre elles nous offrent un intérêt spécial, car elles sont communes chez l'enfant. La meilleure classification est celle de Pic, qui représente celle de Boulland un peu développée. Cet auteur distingue : 1° la forme miliaire; 2° la forme fibreuse, qu'il subdivise en formes sèche, ascitique généralisée, ascitique enkystée; 3° la forme ulcéreuse subdivisée aussi en forme sèche (coalescence des anses intestinales avec amas caséeux disséminés) et forme suppurée (développement d'une collection purulente dans une des loges si nombreuses que l'on trouve dans cette forme ulcéreuse). Nous lui ferons cependant quelques objections.

Pic fait rentrer toutes les formes suppurées dans les formes ulcéreuses; c'est le plus souvent conforme à la réalité; mais dans certains cas cependant, aigus ou subaigus, on trouve des collections suppurées dans des péritonites où ne se retrouvent pas les lésions de la forme ulcéreuse. Le second reproche que nous lui adressons et qui est plus important, c'est d'avoir placé toutes les variétés ascitiques dans la forme fibreuse. Or, il ne faut pas oublier que l'ascite n'est pas spéciale à la forme fibreuse : elle y est la règle, mais on la retrouve aussi dans les formes miliaires où elle est constante et dans la forme ulcéreuse où elle est plus rare. En somme, l'ascite appartient à toutes les variétés de péritonite tuberculeuse ; elle représente une phase de leur évolution et constitue leur période ascitique. Cette distinction a son intérêt au point de vue du pronostic : la forme fibreuse, en effet, est une forme à évolution lente et chronique et surtout c'est une forme de guérison ; or, il n'est pas logique d'y faire entrer des ascites tuberculeuses à évolution subaiguë, qui n'ont aucune tendance à la guérison spontanée et qui, par conséquent, faussent l'appréciation des résultats que donne l'intervention dans cette forme.

La description nettement tranchée, développée dans des chapitres distincts, que nous allons donner de l'intervention chirurgicale dans les diverses formes, va nous permettre, croyons-nous, de ne grouper que des cas similaires et d'apprécier en conséquence, avec toute la rigueur désirable, les résultats de ce traitement chirurgical. Nous allons augmenter les subdivisions de Pic ; mais nous espérons que notre étude n'en perdra pas de sa clarté, grâce justement à la nette séparation que nous établissons entre les diverses formes.

Nous étudierons dans un premier chapitre les formes ascitiques, que nous diviserons d'après leur marche en aiguë, subaiguë et chronique ; nous subdiviserons ces dernières d'après leur localisation en généralisée et enkystée. Disons tout de suite que la forme ascitique aiguë n'est autre chose pour nous que la péritonite tuberculeuse miliaire aiguë.

Dans un second chapitre nous verrons les formes fibreuses sèches et nous y distinguerons deux variétés : tantôt, en effet, en ouvrant l'abdomen on trouve des anses intestinales agglutinées par des fausses membranes : c'est la forme fibrino-plastique adhésive. Tantôt au contraire, on ne constate que des tubercules disséminés sur toute la séreuse, sans liquide, sans adhérences : c'est la forme sèche proprement dite. Certains auteurs décrivent cette variété sous le nom de forme miliaire, expression défectueuse qui prête à la confusion ; anatomiquement, ce sont bien des tubercules miliaires, c'est bien par conséquent, si l'on veut, une variété de forme miliaire au point de vue de l'anatomie pathologique macroscopique ; mais elle ne l'est pas au point de vue clinique. La forme miliaire clinique est une *forme aiguë*, à évolution rapide ; or les observations qui se rapportent aux cas auxquels nous faisons allusion, ne présentent aucune analogie clinique avec la forme miliaire vraie. Nous croyons que cette forme représente une des phases que suit la péritonite fibreuse : c'est la période qui fait suite à la résorption de l'ascite et qui précède celle de formation des fausses membranes adhésives.

Un troisième chapitre sera consacré aux formes ulcéreuses, où nous distinguerons les variétés sèches et suppurées, comme le fait Pic ; nous diviserons les formes suppurées en trois groupes suivant leur localisation : dans le premier, nous rangerons les péritonites suppurées généralisées ; dans le second, nous ferons rentrer les cas dans lesquels existent des poches purulentes multiples, indépendantes les unes des autres (formes enkystées multiloculaires) ; dans le dernier, enfin, nous placerons les péritonites suppurées enkystées, à une seule loge, monoloculaires.

Un quatrième et court chapitre sera consacré à la tuberculose ganglionnaire mésentérique.

Dans un cinquième, plus important, nous étudierons l'occlusion intestinale survenant dans le cours de la péritonite tuberculeuse et son traitement.

Nous terminerons enfin en signalant, sans y insister, les résultats que donne la laparotomie dans les péritonites bacillaires d'origine manifestement génitale, soit localisées au petit bassin, soit généralisées secondairement à la grande cavité abdominale.

On nous reprochera peut-être d'avoir multiplié à plaisir les divisions et les subdivisions ; mais la péritonite tuberculeuse se présente elle-même sous des aspects si divers, et son traitement chirurgical est si variable suivant les cas, que nous avons cru nécessaire de constituer un nombre de formes suffisant pour répondre à ces diverses modalités cliniques. Nous espérons que nous pourrons ainsi, en comparant des observations à peu près similaires, connaître la valeur exacte de la laparotomie dans chacune de ces formes particulières et poser par conséquent d'une façon précise soit les indications, soit les contre-indications de l'intervention.

Le tableau suivant résume les diverses divisions que nous avons établies.

- I. — Formes ascitiques........
  - 1° aiguës.
  - 2° subaiguës.
  - 3° chroniques.
    - généralisées.
    - enkystées.
- II. — Formes fibreuses sèches..
  - Forme sèche proprement dite.
  - Forme adhésive.
- III. — Formes ulcéreuses.......
  - sèche.
  - suppurée
    - généralisée.
    - enkystée
      - multiloculaire.
      - monoloculaire.
- IV. — Tuberculose ganglionnaire mésentérique.
- V. — Occlusion intestinale.
- VI. — Péritonites d'origine génitale....................
  - localisées au petit bassin.
  - généralisées.

CHAPITRE III

FORMES ASCITIQUES

Tous les chirurgiens qui ont écrit sur la laparotomie dans la péritonite tuberculeuse, séparent nettement les formes ascitiques des autres formes de l'affection. Cette distinction est pleinement justifiée par les différences de résultat que donne l'intervention dans les diverses variétés et par les procédés opératoires spéciaux qu'elles réclament. Conformément au programme que nous nous sommes tracé, nous diviserons ces formes suivant l'acuité du processus, suivant la localisation ou la généralisation de l'exsudat en formes aiguës, subaiguës, chroniques généralisées et enkystées, et nous examinerons, pour chacune de ces formes, les résultats que donne la laparotomie, les indications ou contre-indications qui en découlent et le manuel opératoire.

Tableau I. — Formes aiguës et subaiguës.

1° *Enfants.*

OBS.	BIBLIOGRAPHIE	SEXE	AGE	FORMES	COMPLICATIONS	EXAM. HIST. BACT.	INTERVENTION	RÉSULTATS
I.	Monnier. Inédite........................	F.	11	Aiguë....	....	...	Incis. lav.	M. post-op. de sa Périt.
II.	Treves *The Lancet*, 1887, II, p. 918	M.	14	Subaigüe.	....	...	Incis...............	M. 1 m. tub. gén.
III.	Black. *British m. J.*, 21 march 1891, p. 648.	F.	15	id.	Pulm........	...	Incis...............	G.
IV.	O'Callaghan. *Th. Dublin J. of med. So.*, 1890, I, p. 472 et 535.	M.	15	id.	....	...	Incis. lav..........	G. 10 m.
V.	Roosenburg. *Feetsbundel a F. c. Donders*, Amsterdam, 1888, p. 211.	M.	15	id.	....	H	Incis...............	G. 1 an.
VI.	Vinay et Poncet. In *Pic*.....	M.	15	id.	Pleur. Album.	...	Incis. lav. drain	G. 7 m. Fistule
VII.	Obs. personnelle........................	M.	12	id.	Pleur........	B	Incis. lav..........	G. 10 m.
				2° *Adultes.*				
1	Ross. *Canad. Pract.*. Toronto, mai 1891, p. 200..	F.	36	Aiguë ...	....	...	Incis. lav..........	M. 1 m. Tub. gén
2	Czerny. *Centrbltt. f. Gynæk.*, 1890, n° 18.....	F.		Subaiguë	....	...	Incis.	M. 3 m. Tub. gén.
3	Démosthène. *Congr. Chir. Paris*, oct. 1889.....	F.	28	id.	Pulm. Album.	...	Incis. lav. drain....	M. 2 m. 1/2. Sept. chron.
4	Poncet. In *Pic*...........................	F.	24	id.	Pleur........	...	Incis. lav..........	M. post-opér. Pouss. aigüe.
5	Richelot. *Union méd.*, juillet 1891, p. 133......	F.	19	id.	Pulm.........	...	Incis. iodof.	M. 3 m. Tub. pulm.
6	Wheeler. *Boston m. J.*, 1890, II, p. 241.......	M.	17	id.	....	...	Incis. lav. drain. 2 lap.	M. 1 m. 1/2. Epuisement.
7	Obs. personnelle........................	F.	24	id.	Pulm. Pleur..	...	Incis. lav..........	M. post-op. Collapsus.
8	Edebohls. *Transact. Americ. Gynec. Soc.*, sept. 1891.	F.	30	id.	....	...	Incis...............	G. 10 m.
9	Fraenkel. *The Lancet*, déc. 1890, p. 1348	M.		id.	....	...	Incis...............	G. prolongée.
10	Lanelongue. In *Maurange*	F.	29	id.	Pulm.	H	Incis. lav. iodof. drain.	G. 8 m. Fist. spont.
11	Mayne. *The Lancet*, I, 1891, p. 771..........	F.	20	id.	....	...	Incis. lav..........	G. 2 ans.
12	Mori. *Raccoglit. med. Forli*, 1888, V, p. 201	F.	18	id.	....	...	Incis. sublimé......	G.
13	Routier. In *Elmassian*....................	F.	20	id.	....	...	Incis. sublimé iodof..	G. 1 m.

TABLEAU II. — Formes ascitiques chroniques.

OBS.	BIBLIOGRAPHIE	SEXE	AGE	FORMES	COMPLICATION	EXAM. HIST. BACT.	INTERVENTION	RÉSULTATS
VIII.	Meinert. In *Kummel*, in *Maurange*......	F.	4	Généralisée.	....	...	Incis................	M. Méning tub.
IX.	Alexandroff. *Vratch.*, n° 6, 1891, p. 165..	F.	3½	id.	Fièvre 39°,2...	H	Incis. lav. drain. 2 lap.	G. 2 m.
X.	Berger. Inédite.........................	M.	14	id.	Pulm.........	...	Incis.Naphtol.camph.	G.6 m. Tub. p. G
XI.	Braun. *Berliner Kl. Wochsrft.*, 1891, n° 14, p. 356.			id.	....	...	Incis................	G.
XII.	Cabot. *Boston med. J.*, 1888, p. 121.....	F.	3	id.	....	...	Incis. drain.........	G. 1 m.
XIII.	Ceccherelli. *Soc. ital. chir.*, 1889, in *Pic*..	M.	11	id.	....	H	Incis. lav. 2 lap......	Récidive G. 2 m.
XIV.	Clarke. *Brit. med. J.*, 1887, II, p. 996....	F.	13	id.	Pulm. 38°.....	B	Incis. lav............	G. 3 m. Tub. pulm. G.
XV.	Dohrn. In *Kummel*, in *Maurange*.......	F.	4	id.	....	...	Incis................	G. 1 an.
XVI.	Howard-Marsh. *The Lancet*, 1887, II, p. 918.	F.	14	id.	Fièvre 39°,4...	...	Incis. lav............	G.
XVII.	Ruskin-Hancock. *British. m. J.*, 1890, II, p. 1,479.	F.	15	id.	....	...	Incis. lav. drain.	G. 6 m.
XVIII.	Lindner. *Berliner Kl. Worch.*, 1891, n° 48, p. 1,154.	M.	5	id.	Pleur.........	H	Incis................	G. 4 m.
XIX.	Morini. *Raccoglitore med. Forli*, 88, V, p. 444	F.	13	id.	Fièvre hectique.	...	Incis. lav.	G.
XX.	Naumann. In *Pic*......................	F.	11	id.	....	...	Incis. lav............	G. 11 m.
XXI.	Petri. In *Kummel*, in *Maurange*.........	F.	14	id.	....	...	Incis................	G. 12 ans.
XXII.	Roosenburg. *Feetsbundel a F. c. Donders*, Amsterdam, 1888, p. 211.	F.	14	id.	Pulm.........	H	Incis.	G. 2 ans. Tub. pulm. G.
XXIII.	Waitz. *Assoc. méd.*, Hambourg, oct. 88. In *Pic*	F.	5	id.	....	...	Incis. lav...........	G. 7 m.
XXIV.	Berger (inédite)........................			Enkystée.	....	...	....	G. 7 m.
XXV.	Cabot. *Boston m. J.*, 1888, p. 121........	F.	16	id.	....	H	Incis. drain	G. 6 m. (fistule).
XXVI.	Ceccherelli. *Soc. ital. chir.*, 1889. In *Pic*..	M.	13	id.	....	...	Incis lav......	G. 1 m.
XXVII.	Ceccherelli. *Soc. ital. chir.*, 1889. In *Pic*..	F.	8	id.	....	B	Incis. lav............	G.
XXVIII.	Elliot. *Boston m. J.*, 1888, p. 493, 1890, p. 642.	F.	14	id.	....	B	Incis................	G. 1 an 1/2.
XXIX.	Lohlein. *Deustche med. Woch.*, 1889, n° 32. In *Pic*.	F.	15	id.	....	H	Incis................	G. (fistule).
XXX.	Schmidt. *Centrblt. f. Gynæk.*, août 1889.	F.	14	id.	....	...	Incis. lav. drain.....	G. 9 m.
XXXI.	Tscherning. *Vratch*, 1891, n° 39, p. 878..	M.	5	id.	....	...	Incis................	G.
XXXII.	Tscherning. *Vratch*, 1891, n° 39, p. 878..	F.	15	id.	....	...	Incis................	G.

Tableau III. — Adultes. Forme ascitique généralisée.

OBS.	BIBLIOGRAPHIE	SEXE	AGE	COMPLICATIONS	EXAM. HIST. BACT.	INTERVENTION	RÉSULTATS
14	Bassini. *Soc. chir. Bologne*, 1889.	F.	23		H	Incis.	M. 1 an. ½ Tub. pulm.
15	Bassini. *Soc. chir. Bologne*, 1889.				..	Incis. lav.	M. 2 ans. Tub. pulm.
16	Czerny. In *Pic*.	F.	64		..	Incis.	M. ?
17	Czerny. *Centrblt. f. Gynæk.*, 1890, n° 31, p. 560.	F.	32	Myôme utérin.	..	Incis.	M. 6 m. Périt. chron.
18	Hawkins. Ambler. *Brit. M. J.*, 1891, I, p. 648.	F.	22	Intestinales.	..	Incis.	M. Epuisement (fist. int.).
19	Hirschberg. In *Kummel*.				..	Incis. sublimé.	M. 8 m. Tub. pulm. Périt. G.
20	Mundé. In *Osler*.			Nulles.	..	Incis.	M. 2 m. Tub. pulm.
21	Mundé. In *Osler*.				..	Incis.	M. ? Epuisement.
22	Naumann. In *True*.	F.	23		..	Incis. iodof.	M. post-opér. Périt. septique.
23	Osler. *John Hopkins hosp. Rep.*, fév. 1890, n° 2.	F.	28	Pleurales.	H	Incis. lav. drain.	M. 4 m. Pneumonie aiguë.
24	Parkes. *Americ. J. of med. Sc.*, 1890, II, p. 266.	M.	40		..	Incis. drain.	M. 1 m. ½. Epuisement. ?
25	Poncet. In *Pic*.	F.	37		..	Incis. lav.	M. 1 m. Compl. resp. ?
26	Reuss-Bilin. *Wiener med. Woch.*, 1887, n° 34.	F.	36	Intestinales.	..	Incis.	M. 6 m. Tub. int. Asc. G.
27	Schede. *Centrblt. f. Gynæk.*, 1887, p. 764.	F.			..	Incis.	M. ?
28	Kelly. *Univ. med. Magaz.*, avril 1889, p. 400.				..	Incis. 2 laparot.	Récidive guérie. 5 ans.
29	Richelot et Labbé. *Union méd.*, juillet 1891.	F.	22		..	Incis. lav. 2 lap.	Récidive guérie. 1 an.
30	Lohlein. *Deutsche med. Woch.*, 1889, n° 32.	F.	17		..	Incis.	Etat stationnaire.
31	Mann. *Buffalo M. S. J.*, fév.-avril, 1890.	F.			..	Incis. lav.	Etat stationnaire.
32	Braun. *Berliner klin. Woch.*, 6 avril 1891.				..		G. 2 ½ ans.
33	Braun. *Berliner klin. Woch.*, 6 avril 1891.				..		G. 1 an.
34	Breisky et Schwarz. *Centrblt. f. gesam. Therap.*, juin 1887.	F.		Pulm.	H		G. 6 m. Tub. pulm. stat.
35	Ceccherelli. *Soc. chir. Bologne*, 1889.	F.	28		..	Incis. lav.	G. 6 m.
36	Czerny. *Centrblt. f. Gynæk.*, 1890, n° 31.	F.	39	Kyste ovarique.	..	Incis. ovariotomie.	G. 11 ans.

OBS.	BIBLIOGRAPHIE	SEXE	AGE	COMPLICATIONS	EXAM. HIST. BACT.	INTERVENTION	RÉSULTATS
37	Esmarch. In *Kummel*				H	Incis.	G.
38	Ferrari. *Soc. chir. Bologne*, 1889				..	Incis.	G.
39	Frommel. In *Kummel*	F.			H	Incis. iodof.	G. 1 an.
40	Hegar. In *Kummel*	F.	32	Nulles.	..	Incis. iodof.	G. 6 m. Tub. pulm.
41	Homans. *Transact. of Internat. med. Congr.*, 1887, I, n° 3 de stat.	F.	38	Kyste ovarique.	..	Incis. ovariot. drain.	G. 3 ans.
42	Kappeler. In *Kummel*	F.	44		..	Incis.	G. 4 ans (apr. récidive).
43	Osler et Kelly. In *Osler*	F.	42	Pleurales. Kyste ovarique.	H	Incis. ovariotomie.	G. 2 m.
44	Kœnig. In *Kummel*				H	Incis. lav.	G. 1 m.
45	Kummel. *Deutsch. med. Woch.*, 1889	F.	20		..	Incis.	G. 6 m.
46	Lauenstein. *Centrblt. f. Chir.*, Bd. XXII, n° 42	F.	37		..	Incis.	G.
47	Mann. *Buffalo M. S. J.*, 1890, fév.-avril				..	Incis. lav.	G.
48	Markoe. *New-York M. J.*, 1891, p. 164	M.			H	Incis.	G. 3 ans.
49	Petit. In *Maurange*	F.	18		..	Incis. lav.	G. 1 an.
50	Pollosson. In *Pic*	F.	30		..	Incis.	G. 4 m. (fistule).
51	Poncet. In *Pic*	F.	18		..	Incis.	G. 14 m.
52	Poncet. In *Pic*	F.	18	Pulm. ?	B	Incis.	G.
53	Poten. *Centrblt. f. Gynæk.*, 1887, n° 3, p. 33	F.	29		H	Incis.	G. 1 an.
54	Richelot. *Union méd.*, juillet 1891, p. 134	F.	30	Pleurales.	..	Incis. lav.	G. 16 m.
55	Richelot. *Union méd.*, juillet 1891, p. 134	F.	17		..	Incis. lav.	G. 1 m.
56	von Saexinger. In *Kummel*	F.	40	Pulm.	..	Incis.	G. 6 m. Tub. pulm. améliorée.
57	Schede. *Centrblt. f. Gynæk.*, 1887, p. 764	F.			..	Incis.	G. 9 m.
58	Er. Shœmaker. *Med. Surg. rep.*, Philad., 1889, p. 447.	F.	23		..	Incis. lav. drain.	G. 5 m.
59	Troianoff. *Vratch*, 1891, p. 953, n° 42	M.	16½		..	Incis. lav. iodof.	G. 8 m.
60	Guido Turazza. *Riforma med.*, nov. 1891, p. 325	F.	42		H	Incis.	G. 4 m.
61	Weinstein. *Centrblt. f. Chir.*, 1887, n° 45, p. 843	F.	36	Nulles.	..	Incis.	G. 6 m. (apr. récid.) Tub. pulm.

Tableau IV. — Adultes. Forme ascitique enkystée.

OBS.	BIBLIOGRAPHIE	SEXE	AGE	COMPLICATIONS	EXAM. HIST. BACT.	INTERVENTION	RÉSULTATS
62	Edebohls. *Transact. Americ. Gyn. Soc.*, sept. 1891	F.	24	Pulm.	H	Incis. lav. 2 lap.	M. 1 m. 1/2. Tub. pulm. aiguë.
63	Hofmolk. *Wiener med. Woch.*, 1887, p. 498	F.	17	Pulm.	H	Incis.	M. 6 m. Tub. pulm.
64	Mundé. In *Osler*	......			..	Incis.	M. ? Epuisement.
65	Poncet. In *Pic*	F.	33		..	Incis. lav.	M. 3 m. Epuisement. Fist. int. op.
66	Rokitansky. *Allg. Wien. med. Ztg.*, 1887, p. 559	F.	25	Pulm.	..	Incis. iodof.	M. 2 m. 1/2 Tub. pulm.
67	Wheeler. *Boston. M. J.*, 1890, II, p. 241	F.	29	Albuminurie	..	Incis. lav.	M. 5 m. Fist. int. op.
68	Wilson. In *Osler*	......			..	Incis.	M. 6 m. ?
69	Croom. *Edimb. M. J.* may., 1889, nº 121 de stat.	F.	39		..	Incis. lav.	Récidive. 11 m. Pthisie abdom.
70	Goodell. *Univ. med. Maguz. Phil.*, 1889-89, p. 214	......			..	Incis.	Récidive apr. 6 m. Stat.
71	Kelly. In *Osler*	F.	..		..	Incis. drain. 3 lap.	Récidive. Etat stat.
72	Lohlein. *Deutsche med. Woch.*, 1889, nº 32	F.	23		H	Insis. 2 lap.	Récidive. Etat stat.
73	Fehling. *Centrbltt. f. Gynæk.*, 1887, nº 45, p. 715	F.	25		H	Incis.	Amélioration.
74	Wyder. *Corresp. f. Schw. Aertze*, 1889, nº 24	F.	22	Intestinales	H	Incis.	Amélior.; fist. int. tard.
75	Bantock. *The Lancet*, 1887, I, p. 569	F.	23		..	Incis. lav.	G. fist. spontanée.
76	Battlenher. In *Kummel*	......			..	Incis	G. 2 ans.
77	Boerner. In *Kummel*	F.	17		..	Incis. lav.	G. 6 m.
78	Cabot. *Boston M. J.*, 1887, p. 554	F.	19		..	Incis.	G. (fistule).
79	Campana. *Raccoglit. med. Forli*, 1888, VI, p. 102	F.	39		H	Incis.	G. 2 ans.
80	Ceci. *Riforma med.*, nov. 1891, p. 512	......			..	Incis.	G.
81	Clevfland. *Med. Record.*, 1891, I, p. 466	F.	24		..	Incis. lav.	G.
82	Croom. *Edimb. M. J.* may., 1889, nº 123 de stat.	F.	17	Nulles.	..	Incis. lav. drain.	G. 7 m. Tub. pulm.
83	Croom. *Edimb. M. J.* may, nº 122 de stat	F.	27		..	Incis. lav.	G. 7 m.
84	Delagenière. *Inédite*	F.	27	Pulm	..	Incis. lav. résect.	G. 7 m. (fistule).
85	Demons. In *Maurange*	F.	..		..	Incis. iodof.	G. 2 ans.
86	Edebohls. *Transact. Americ. Gyn. Soc.*, sept. 1891	F.	64		..	Incis. lav.	G. 1 m.
87	Elder. *Provincial M. J. Leicester*, 1891, p. 322	F.	26		..	Incis. drain.	G. 15 m.
88	Elder. *Provincial M. J. Leicester*, 1891, p. 322	F.	17		..	Incis. drain.	G. 6 m.

OBS.	BIBLIOGRAPHIE	SEXE	AGE	COMPLICATIONS	EXAM. HIST. BACT.	INTERVENTION	RÉSULTATS
89	Esmarch. In *Kummel*				H	Incis.	G.
90	Esmarch. In *Kummel*				H	Incis.	G.
91	Fehling. *Centrblt. f. Gynæk.*, 1887, p. 714	F.	24	Pleurales		Incis. Blessure int.	G. 3 m.
92	Frommel. In *Kummel*	F.				Incis. iodof.	G. 6 m.
93	Goodell. In *Osler*					Incis.	G.
94	Goodell. In *Osler*					Incis.	G.
95	Goodell. In *Osler*					Incis.	G.
96	Guastavino. *Gaz. med. Lomb.*, avril 1891, p. 166	F.	17			Incis. iodof.	G. 5 m.
97	Guastavino. *Gaz. med. Lomb.* avril 1891, p. 166	F.	26			Incis. drain.	G. 2 m.
98	Homans. *Transact. Intern. med. Congr.*, 1887, nº 10 de stat.	F.	21		H	Incis.	G. 2 ans, fist. spont.
99	Jacobi. In *Truc*	F.	23			Incis. drain.	G.
100	Knaggs. *Brit. med. J.*, 1887. II, p. 995	F.	16	Nulles.		Incis.	G. 15 m. Tub. pulm.
101	Kœnig. In *Truc*	F.	30			Incis. lav. drain.	G. 2 ans.
102	Kœnig. In *Truc*	F.	23			Incis. iodof.	G. 6 m.
103	Kummel. In *Maurange*	F.	17			Incis.	G.
104	Labbé. *Congrès chir. Paris*, oct. 1889					Incis.	G. 2 ans.
105	Labbé. *Congrès chir. Paris*, oct. 1889					Incis.	G. 3 ans.
106	Letiévant. In *Truc*	F.				Incis.	G. 12 ans.
107	Lindfors. *Hygiea*, 1886	F.	18			Incis.	G. 1 an.
108	Lohlein. *Deutsch. med. Woch.*, 1889, nº 32	F.	28			Incis.	G. plusieurs an.
109	Mac Murtry. *Med. Rec.*, déc. 1889, p. 637	F.	68			Incis. lav.	G.
110	Naumann. In *Truc*	F.	46			Incis. ac. phénique	G. 1 an 1/2.
111	Rokitansky. *All. Wiener med. Ztg.*, 1887, nº 45	F.	22			Incis.	G. 2 ans.
112	Routier. In *Pic*	F.	41		H	Incis.	G. 14 m.
113	Spencer Wells. In *Maurange*	F.				Incis.	G. 25 ans.
114	Terrier. *Inédite*	F.	19	Pulm.		Incis. drain.	G. 21 m. (fistule).
115	Underhill. *The Lancet*, 1891, II, p. 488	F.	23			Incis. lav.	G. 2 m.
116	Van de Warker *J. of Americ. Assoc.*, nov. 1887, p. 583.	F.	26			Incis. lav.	G. 1 an.
117	Wagner. In *Kummel*	F.	18			Incis.	G. 2 ans 1/2.

I. — Résultats opératoires

A. Forme miliaire aiguë. — Tableau I. — Nous n'avons ici en vue que la forme localisée au péritoine ; nous laissons de côté celle qui s'accompagne d'une dissémination de granulations grises sur tous les points de l'économie, et qui n'est qu'un des éléments constitutifs de l'affection que l'on désigne sous le nom de granulie ; ici, en effet, il ne peut être question d'une intervention, puisqu'elle ne s'adresserait qu'à un des foyers de la maladie et que d'autre part la gravité en est telle qu'on ne peut songer à un acte opératoire. Cette forme miliaire aiguë, localisée au péritoine, peut s'accompagner de phénomènes généraux graves, rappelant ceux de la tuberculose généralisée aiguë, indiquant l'intoxication profonde de l'organisme ; mais elle se présente très souvent, du moins chez l'enfant, avec toutes les allures d'une péritonite aiguë relevant d'une autre cause, et Henoch en rapporte plusieurs exemples dans son Traité des maladies des enfants.

L'intervention chirurgicale est rare dans cette forme ; nous n'en avons trouvé qu'un cas chez l'enfant, que nous devons à l'obligeance de notre collègue le Dr Monnier (obs. I). Il s'agissait d'une fillette de 11 ans qui, tombée malade brusquement, se présenta au chirurgien avec tous les symptômes d'une péritonite aiguë. Soupçonnant une ascite purulente, le Dr Monnier la laparotomise 25 jours après le début et trouve une péritonite tuberculeuse généralisée ; l'enfant, presque in extremis avant l'opération, est soulagée 36 heures et succombe le troisième jour dans le collapsus, aux progrès de son affection.

Un autre cas, à peu près identique, nous est fourni, chez l'adulte, par Ross : il est dû au Dr Shaw d'Orillia. C'était une femme de 30 ans, malade depuis trois semaines, qui avait l'aspect d'une typhique à la troisième semaine (langue rôtie, dents fuligineuses, 39°,4, 100 pulsations..., etc.) ; on l'opère immédiatement et on trouve des granulations miliaires disséminées dans tout l'abdomen ; elle est soulagée et la température redevient normale les quinze premiers jours, mais elle est prise ensuite de symptômes de granulie et succombe, un mois après l'intervention, à une tuberculose généralisée (obs. 1).

Deux laparotomies, deux morts, tel est le bilan dans la forme miliaire aiguë. Il faut faire remarquer cependant que la malade de Ross avait été améliorée pendant quinze jours par l'intervention, et on peut se demander si le résultat n'aurait pas été heureux si cette tuberculose généralisée n'avait pas éclaté. Nous y reviendrons à propos des indications.

B. **Forme ascitique subaiguë.** — Tableau I. — Nous avons fait entrer dans cette catégorie d'abord toutes les observations que les auteurs publient avec cette dénomination ; nous y avons, en outre, ajouté tous les cas qui nous paraissaient avoir ou une évolution rapide et s'accompagnaient de fièvre élevée, de vomissements, de douleurs abdominales vives, d'amaigrissement rapide, de tous les symptômes enfin indiquant une allure subaiguë. Inutile d'ajouter que tous ces cas se rapportent exclusivement à des formes ascitiques soit séreuses, soit séro-purulentes.

Nous avons cru pouvoir ranger dans ce groupe 6 observations d'enfants sur lesquelles il y a une mort et 5 guérisons, soit une mortalité de 16,6 0/0. Sur ces 5 guérisons, une n'a pas été suivie, une persistait 7 mois après, deux 10 mois après et enfin la cinquième un an après. Cette dernière et une des précédentes se rapportent à des péritonites reconnues tuberculeuses par l'histologie ou les inoculations. Quant au cas de mort, il se rapporte à une enfant de 14 mois (obs. II) améliorée d'abord mais qui eut une récidive rapide et qui succomba peu après à une tuberculose miliaire généralisée. Cela nous fait en somme 16,6 morts et 83,4 guérisons sur 100.

Adultes : 12 cas, 6 morts, 6 guérisons, soit une mortalité de 50 0/0. Deux de ces malades ont succombé rapidement après l'intervention ; l'une (obs. 7, personnelle), avait, outre sa péritonite, une pleurésie séreuse excessivement abondante ; elle fut opérée, in extremis, et succomba dans le collapsus 24 heures après ; nous y reviendrons à propos des contre-indications. L'autre (obs. 4) était à peu près dans les mêmes conditions et fut emportée par une poussée aiguë du côté de son péritoine et non par une tuberculose généralisée, comme le veut Pic, qui en rapporte l'observation (obs. XXXVIII de sa thèse) : Le péritoine seul en effet contenait des tubercules. Deux autres malades ont été enlevés plus tard par une tuberculose soit pulmonaire, soit généralisée. Le cinquième cas, dû à Wheeler, est plus intéressant. Ce chirurgien devant une reproduction de l'ascite fit une seconde laparotomie un mois après, mais il ne put nettoyer l'abdomen, car des adhérences récentes avaient collé tous les viscères à la paroi ; la malade mourut 15 jours après d'épuisement, c'est-à-dire de sa péritonite probablement. Dans le dernier cas, dû à Démosthène, l'abdomen se remplit de pus après la laparotomie, malgré un drainage permanent, malgré plusieurs ponctions et la malade succomba 2 mois après, de septicémie chronique probable, peut-être infectée. En résumé, il y a 2 morts post-opératoires et une par le fait de l'évolution progressive de la péritonite que la laparotomie n'avait pas enrayée. Quant aux guérisons, les plus longues persistaient 8 mois, 10 mois et 2 ans après.

Cette forme subaiguë traitée par la laparotomie donne donc 83,4 guérisons pour 100 chez l'enfant et seulement 50 0/0 chez l'adulte. La différence est sensible.

C. **Forme ascitique chronique généralisée.**— Tableaux II et III. — Chez l'enfant, nous trouvons 16 interventions pour cette forme avec un seul cas de mort, due à une méningite tuberculeuse survenue quelques mois plus tard (obs. VIII). Sur les 15 guérisons, il nous faut en signaler 4 qui persistaient 11 mois, 1 an, 2 ans et 12 ans après, et qui, par conséquent, avaient des chances pour rester définitives. Il faut aussi appeler l'attention sur un cas de récidive assez rapide de l'ascite, pour laquelle Ceccherelli fit une seconde laparotomie avec succès ; mais le malade n'a été suivi que deux mois. Dans cette forme, chez l'enfant, nous avons donc une mort, une récidive guérie, 14 guérisons d'emblée, soit une mortalité de 6,2 0/0 et 93,8 0/0 de guérison (dont 6,2 après récidive) : un peu plus du quart de ces guérisons paraissent définitives.

Ces succès si nombreux ont éveillé des doutes dans l'esprit d'Henoch, qui prétend que la majorité de ces cas heureux est constituée par des péritonites chroniques non tuberculeuses. A l'appui de son dire, il publie l'observation d'une fillette de 5 ans, apyrétique, en excellent état général, porteuse d'une ascite avec pleurésie séreuse gauche, sans affection rénale, ni hépatique, qui voit son ascite se reproduire rapidement malgré 3 ponctions ; Henoch la confie à Bardeleben qui la laparotomise en sa présence. L'abdomen ouvert, on voit un péritoine partout rugueux, rouge, épaissi, couvert de granulations grisâtres du volume d'une tête d'épingle ou d'une lentille, présentant l'aspect des granulations tuberculeuses typiques. Le diagnostic de péritonite tuberculeuse s'imposait : il était cependant erroné, car les examens histologiques répétés d'un fragment du péritoine excisé, n'ont permis d'y découvrir ni bacilles, ni cellules géantes. L'enfant, deux mois après, restait encore guérie. Henoch ajoute : « je crois que la majorité des cas guéris par la laparotomie n'étaient pas tuberculeux ; ils appartenaient au contraire à des péritonites chroniques avec éruptions macroscopiquement tuberculeuses, mais qui n'étaient histologiquement que des produits inflammatoires simples ». Il revient encore sur cette idée et, le 16 novembre, à la Société de médecine de Berlin, il affirme encore l'existence, chez l'enfant, d'une péritonite chronique simple, non tuberculeuse, qu'il caractérise comme il suit : plus fréquente chez les filles, succédant souvent au traumatisme, elle se manifeste exclusivement par une ascite à développement lent et progressif, sans fièvre, ni douleurs ; elle se différencie cliniquement de la péritonite tuberculeuse par le maintien d'un bon état général, l'absence d'émaciation et d'amaigrissement ; anatomiquement, elle a tous les aspects macroscopiques de la tuberculose ; microscopiquement, on ne trouve ni bacilles, ni cellules géantes, mais exclusivement du tissu conjonctif et des cellules embryonnaires ; elle doit être traitée par la laparotomie qui donne d'excellents résultats quand les ponctions répétées ont échoué.

On ne peut discuter cette observation d'Henoch, puisque ce savant clinicien insiste sur l'absence d'éléments tuberculeux dans le fragment du péritoine excisé ; l'on pourrait tout au plus se demander s'il ne s'agissait pas de tubercules guéris, devenus fibreux. Il faut ajouter que le maintien d'un bon état général ne suffit pas pour faire le diagnostic différentiel, car dans certains cas, surtout dans les formes enkystées prises pour des kystes de l'ovaire, la santé peut rester excellente ; c'est, du reste, ce qui facilite les erreurs de diagnostic. Quoi qu'il en soit, même en admettant cette péritonite chronique simple, il n'en est pas moins certain que nombre de cas laparotomisés et publiés se rapportent à des péritonites tuberculeuses. Lindner, par exemple, répondant directement à la clinique d'Henoch, du 3 juillet, rapporte à la Société des médecins de Berlin, le 8 octobre, l'observation d'un garçon de 5 ans, opéré pour une ascite chronique et où l'examen microscopique démontra la présence de bacilles et de cellules géantes ; la guérison persistait 4 mois après. On peut en multiplier les exemples ; déjà dans les formes subaiguës nous en avons signalé deux, histologiquement ou bactériologiquement tuberculeux, guéris encore 10 mois et un an après; dans les formes ascitiques enkystées, nous en retrouverons deux guéris encore après 6 mois et un an et demi; dans les formes ascitiques généralisées, outre le cas de Lindner, nous en constatons 4 guéris soit 2 mois, soit 3 mois, soit 2 ans après.

Une autre observation de ce genre nous est fournie par Petri (obs. XXI), elle a trait à une jeune fille laparotomisée pour une ascite que l'on croyait d'origine néoplasique ; on trouva un péritoine couvert de granulations ; la malade guérit et présenta ensuite de nombreux accidents tuberculeux qui ne laissent aucun doute sur la nature de son affection péritonéale. Celle-ci, cependant, se maintenait guérie encore 12 ans après.

Adultes. — Tableau III. — 48 cas : 14 morts ; 2 récidives guéries ; 2 états stationnaires ; 30 guérisons. Causes de mort : 2 indéterminées ; 1 péritonite septique ; 3 épuisements ; 1 péritonite chronique ; 1 tuberculose intestinale préopératoire; 4 tuberculoses pulmonaires (après 2 mois, 8 mois, 1 an 1/2 et 2 ans); 2 affections respiratoires non bacillaires. Parmi les morts, attribuées à l'épuisement, l'une a été consécutive à une fistule stercorale spontanée qui a rapidement troublé la nutrition de l'individu (obs. 18); dans l'une des deux autres (obs. 21) une amélioration notable avait suivi l'intervention, mais pour ces deux cas (obs. 21 et 24) il est difficile de savoir exactement la vraie cause du décès. Il faut dire aussi que dans les obs. 19 et 26, où la mort a été occasionnée par une tuberculose intestinale ou pulmonaire, la péritonite était guérie et dans le cas d'Hirchsberg on ne trouva, à l'autopsie, plus de traces des nombreuses granulations constatées pendant l'opération, 8 mois avant. La malade d'Osler (obs. 23) qui succombe 4 mois après à une pneumonie franche (à pneumocoques, sans bacilles) est aussi intéressante au même point de vue ; on trouve en effet sur son péritoine des tubercules en voie de transformation fibreuse, si bien que l'auteur écrit « chirurgicalement, c'était un succès ».

Quant aux guérisons, 8 se maintiennent après 6 mois, 7 après un an, 6 après 2 ans : parmi ces dernières, nous en voyons qui persistent 3, 4, 5 et 11 ans après. Sur 9 péritonites reconnues tuberculeuses par le microscope ou les inoculations, 1 restait guérie après 4 mois, 1 après 6 mois, 2 après un an, 1 après 3 ans.

Les deux récidives, qui ont nécessité deux laparotomies, ont guéri et le bon état persistait 1 an et 5 ans après.

En somme la laparotomie a occasionné une mort (par faute opératoire contre l'antisepsie) et elle n'a pu arrêter l'évolution fatale de la péritonite dans 1 ou peut-être 3 cas (si l'on y fait rentrer les deux morts par épuisement). La mortalité en bloc est de 20,1 0/0 qui peut s'abaisser à 25 0/0, puisque dans les observations 19, 23 et 26 la péritonite était guérie ; la guérison est de 71 0/0, 4 0/0 restant dans un état stationnaire.

L'intervention chirurgicale dans la forme ascitique généralisée donne 93,8 0/0 de guérisons chez l'enfant et 71 0/0 chez l'adulte : comme dans les formes subaiguës la différence est encore en faveur de l'enfance.

D. **Forme ascitique chronique enkystée.** — Tableaux II et IV. — Les résultats opératoires, que nous avons vus aller en s'améliorant sans cesse, sont ici meilleurs encore. Cela tient pour nous à l'évolution essentiellement lente et chronique de cette forme; à sa localisation non pas seulement dans l'abdomen, mais dans une partie de la cavité péritonéale; au maintien enfin d'un bon état général. C'est en somme une tuberculose plus locale encore que la forme précédente, c'est de plus une tuberculose qui paraît atténuée. La coexistence de lésions bacillaires sur d'autres points de l'économie y est aussi moins fréquente : dans la forme généralisée, ces foyers secondaires existaient 4 fois sur 16 cas chez l'enfant, 8 fois sur 48 observations chez l'adulte ; dans la forme enkystée, nous n'en trouvons pas d'exemple sur 9 cas dans le jeune âge et les adultes ne nous en fournissent que 7 exemples sur 56 malades.

Chez l'enfant sur 9 cas de forme ascitique enkystée, il n'y a eu aucun décès ; cela donnerait une proportion de guérison de 100 0/0, chiffre exagéré certainement par le petit nombre d'observations. Il n'en démontre pas moins les heureux résultats de l'intervention. Sur ces 9 cas, la guérison s'est maintenue, dans trois d'entre eux, pendant 6 mois, 9 mois, 1 an 1/2 : pour ce dernier, l'examen histologique avait démontré la nature tuberculeuse de l'affection (obs. XXVIII).

Adultes : 56 cas, 7 morts, 4 récidives avec état stationnaire, 2 améliorations, 43 guérisons. Causes de mort : 3 décès par épuisement, dont 2 consécutifs à une fistule intestinale opératoire (obs. 65 et 67) ; 1 indéterminée, après une amélioration de 6 mois ; 3 tuberculoses pulmonaires toutes préopératoires enlevant les malades après 1 mois 1/2, 2 mois 1/2 et 6 mois. Dans ce dernier cas, sur lequel nous reviendrons, on ne constata pas à l'autopsie de reproduction notable de liquide (Hofmolk, obs. 63).

Sur les 4 récidives, deux ont nécessité plusieurs interventions ; la malade de Kelly, par exemple (obs. 71), avait subi trois laparotomies ; l'état de ces malades était stationnaire lors de la publication de l'observation.

Le rôle simplement palliatif de l'incision abdominale dans les observation de Fehling et de Wyder nous est expliqué, au moins pour cette dernière, par l'existence d'une tuberculose intestinale préopératoire qui a donné lieu à une fistule stercorale tardive.

Quant aux guérisons, elles sont ici plus fréquentes et plus prolongées que dans la forme généralisée : 7 sont en très bonne santé 6 mois après, 7 un an après et 12 deux ans après ; parmi ces dernières, citons les guérisons persistant 3 ans (Labbé), 12 ans (Letiévant) et 25 ans (Spencer Wellss). Huit de ces guérisons concernent des péritonites histologiquement tuberculeuses : 4 d'entre elles duraient encore après 11 mois, 14 mois, 2 ans.

En résumé la mortalité chez l'adulte dans cette forme s'élève à 12,5 0/0 et le nombre des guérisons à 76,7 0/0, dont un peu plus du quart persistent après deux ans et paraissent définitives.

E. Comparaison des résultats dans ces diverses formes. — Il n'est pas sans intérêt de comparer entre eux les divers résultats que donne la laparotomie dans les ascites tuberculeuses. Chez l'enfant la proportion de guérison est de 0 0/0 dans la forme aiguë, 83,4 0/0 dans la variété subaiguë, 93,8 0/0 dans l'ascite généralisée et 100 0/0 dans la forme enkystée. Chez l'adulte, ces guérisons sont aussi de 0 0/0 dans la forme miliaire, de 50 0/0 dans celle subaiguë, de 71 0/0 dans l'ascite généralisée et 76,7 0/0 dans celle enkystée. Comme on le voit, d'après ce rapprochement, le nombre de succès est beaucoup plus élevé dans les formes chroniques et, parmi ces dernières, il est aussi plus grand dans la variété enkystée.

Cette statistique est un peu différente de celle que donne Pic dans sa thèse ; additionnant en effet les cas de Maurange et les siens il arrive à une proportion de 73,3 0/0 dans la forme généralisée pour 30 cas et de 95,1 0/0 dans la forme enkystée pour 41 cas. Cette différence tient à plusieurs causes ; nous avons d'abord séparé les observations des enfants de celles des adultes ; nous avons en outre examiné isolément les formes aiguës et subaiguës ; enfin nos chiffres de guérisons ne contiennent ni les récidives, ni les améliorations. Or Pic n'a pas établi ces diverses distinctions, et la dernière cause que nous venons de signaler explique le grand écart qu'il y a entre son chiffre de guérisons (95,1 0/0) et le nôtre (76,7), pour les formes enkystées.

Il peut être utile encore de grouper tous ces divers résultats opératoires dans les formes ascitiques pour connaître les causes les plus fréquentes de mort et la durée de la guérison.

Chez l'enfant, nous avons 32 observations d'ascite bacillaire avec 3 morts et 29 guérisons (dont trois récidives guéries), soit une mortalité générale de 12,5 0/0 et 87,5 0/0 de guérisons. Les causes de mort ont été la méningite tuberculeuse, la tuberculose généralisée, et la péritonite bacillaire aiguë. Quant aux guérisons, sur 29, 4 persistaient après un an, 1 après 2 ans, 1 après 12 ans, soit 6 sur 29 qui paraissent devoir être définitives (20,7 0/0). Ces heureux résultats prouvent la valeur réellement curative de la laparotomie dans la péritonite tuberculeuse infantile ; il suffit, du reste, de les comparer à ceux que donne Pic pour les formes identiques traitées médicalement pour rendre évidente la supériorité du traitement chirurgical (mortalité de 19 0/0, améliorations 57,1 0/0, guérisons 9,5 0/0). Ils démontrent, en outre, l'innocuité complète de l'ouverture abdominale, à cet âge, lorsque l'on s'astreint à une asepsie rigoureuse. En réalité, les enfants supportent admirablement bien la laparotomie et il n'y a qu'à lire les observations un peu détaillées pour constater que le soir même de l'opération, ils sont gais, éveillés, prêts à manger, si l'on cédait à leurs désirs. On pourrait croire que cette tolérance particulière est spéciale aux cas de péritonite bacillaire et que les modifications profondes de la séreuse diminuant son pouvoir absorbant et sa sensibilité n'y sont pas étrangères. Mais il n'en est rien et lorsque leur péritoine est sain, ils n'en supportent pas moins bien cette intervention. Nous n'en voulons pour preuve que les succès qui ont suivi la laparotomie dans les cas d'invagination par exemple ou dans ceux de hernie ombilicale fœtale; ces derniers cependant concernent des enfants opérés peu après leur naissance.

Chez l'adulte nous trouvons 117 ascites incisées avec 28 décès et 81 guérisons, soit une mortalité générale de 24,7 0/0 et 69,2 0/0 de guérisons. Les décès se décomposent ainsi : 1 est dû à l'intervention (shock), 3 à des fautes opératoires (septicémie, blessure de l'intestin); 4 aux progrès de la péritonite bacillaire, 11 à d'autres localisations de la tuberculose, 3 à l'épuisement (?), 4 à des affections intercurrentes ou indéterminées ; sur ces 28 cas, 3 étaient guéris quant à leur péritonite. Quant aux 81 guérisons, 14 persistaient après un an et 19 après 2 ans, soit 33 sur 81 ou 1/2,4 qui pouvaient être définitives. Parmi ces cas, nous pouvons en citer qui ont été constatées 5 ans (Kelly), 11 ans (Czerny), 12 ans (Letiévant) et 25 ans (Spencer Wells) après.

Il est encore un point qu il faut mettre en lumière comme l'a fait Kœnig, à savoir qu'une amélioration marquée suit toujours la laparotomie même dans les cas qui doivent se terminer plus tard d'une façon malheureuse ; la température redescend à la normale, l'état général se relève, les fonctions digestives reprennent leur régularité. C'est pendant cette trêve dans l'invasion bacillaire que l'on doit instituer un traitement médical bien dirigé ; on favorise ainsi le maintien de la guérison et on prépare le malade à soutenir avec avantage sa lutte contre l'infection tuberculeuse, si une récidive se produit.

F. **Des récidives.** — Cette question des récidives doit nous arrêter un instant, car elle nous offre quelques points intéressants à signaler. Il est assez commun de voir, après la laparotomie, le soir de l'intervention ou les jours suivants, se produire une réaccumulation de liquide peu abondant, qui atteint vite son maximum et disparait rapidement. Ceci ne constitue pas une récidive ; pour mériter cette dénomination, l'épanchement doit être abondant et persister pendant un mois et plus.

Ainsi comprise et définie cette récidive se retrouve dans 3 de nos observations d'enfants ; dans deux cas (Naumann et Petri) cette ascite post-opératoire fut ponctionnée 2 fois à un mois d'intervalle (obs. de Naumann, XX), plusieurs fois dans le cas de Petri (obs. XXI). On peut se demander, à propos de ces deux observations, si ce ne sont pas ces ponctions qui ont guéri la péritonite et non la laparotomie. La réponse, croyons-nous, n'est pas douteuse. Ces ponctions avaient été faites plusieurs fois, dans le cas de Petri par exemple, avant l'opération, sans aucun succès ; après l'incision de l'abdomen, au contraire, elles ont été suivies de guérison ; il est logique d'en conclure que l'ouverture du péritoine a largement contribué à amener cette heureuse terminaison, en modifiant l'état de la séreuse et en favorisant la transformation fibreuse de ses tubercules. Quant au troisième cas, il est dû à Cecchorelli (obs. XIII), qui devant la reproduction de l'ascite, fit, un mois après, une seconde laparotomie et trouva des tubercules moins nombreux et des adhérences récentes entre les anses intestinales ; après cette seconde intervention, le liquide diminua très notablement.

Chez l'adulte nous en trouvons 11 cas ; une n'a pas été traitée et est restée stationnaire (obs. 70) ; une autre (obs. 61) dure deux mois après l'opération et est guérie par du massage et des frictions mercurielles. Dans trois autres cas (obs. 10, 75 et 98) il se fait une rupture spontanée de la cicatrice les 9e, 18e, 23e jour après l'intervention ; il s'écoule une sérosité plus ou moins abondante et le trajet reste fistuleux plusieurs mois ; la guérison n'en survient pas moins. Dans un sixième (obs. 42) on est obligé de faire deux ponctions à un mois d'intervalle et le succès devient définitif. Dans les 5 derniers enfin, (obs. 6, 28, 29, 71, 72) on pratique une seconde laparotomie 1 mois, 5 mois, 9 mois après la première ; Kelly, dans un cas, a même incisé trois fois l'abdomen (obs. 71) et au moment où Osler écrit son mémoire, la malade est encore en observation : sur ces 5 cas, 1 a été suivi de mort, 2 ont guéri, 2 sont restés stationnaires.

En somme, chez l'enfant nous trouvons 3 récidives sur 32 cas (9,4 0/0), toutes guéries ; chez l'adulte, 11 sur 117 cas (9,4 0/0) avec 1 mort, 3 états stationnaires et 7 guérisons.

II — Indications et contre-indications de l'intervention dans les formes ascitiques

Nous connaissons les résultats que donne la laparotomie dans les formes ascitiques ; nous sommes par conséquent à même de poser les indications et les contre-indications de l'intervention. Parmi ces dernières, nous n'envisagerons que celles qui se rapportent à l'acuité du processus ; nous nous réservons, comme nous l'avons dit, d'examiner dans un dernier chapitre celles qui peuvent être tirées de la coexistence de foyers bacillaires sur d'autres points de l'économie.

Tous les chirurgiens qui se sont occupés de la question sont actuellement d'avis d'intervenir, en principe, dans la forme ascitique ; tandis que certains hésitent ou proscrivent même l'opération dans les formes sèches ou ulcéreuses, tous, lorsqu'il existe un épanchement liquide libre ou enkysté dans l'abdomen, sont partisans de la laparotomie, sauf dans quelques conditions déterminées que nous allons passer en revue.

Faut-il opérer les *formes aiguës ?* Nous laissons de côté, nous le répétons, la granulie avec participation du péritoine au processus infectieux ; nous n'avons en vue que la péritonite tuberculeuse aiguë, dans laquelle les lésions restent localisées au péritoine. De très nombreux auteurs sont pour l'abstention, Truc, Pribram, Routier, Pic entre autres. Kœnig, au contraire, défend l'intervention même dans ces cas et Jalaguierpartage le même avis. Certes les deux cas de laparotomie faite dans ces conditions ne sont pas très encourageants, puisque l'issue fatale n'a pu être évitée, mais ces deux insuccès suffisent-ils pour proscrire toute intervention chirurgicale ? En présence de ces malades, qui courent à une mort rapide et presque inévitable, a-t-on le droit d'assister froidement à cette lutte de l'organisme contre l'infection bacillaire ? Ne peut-on pas faire plus qu'une médication symptomatique, qu'ordonner des révulsifs locaux, de la glace, de l'opium ? Doit-on laisser succomber ces enfants, sans essayer de les rattacher à l'existence par une intervention qui attaque directement les lésions elles-mêmes ? Cette laparotomie, faite dans des conditions d'asepsie rigoureuse, avant que l'affaiblissement du malade ne soit extrême, n'aggrave en rien le pronostic. Pourquoi, ne pas l'en faire bénéficier ? Certes, dans ces conditions, il faudra s'attendre à de nombreux insuccès, mais ne sauverait-on qu'une proportion minime d'opérés, ce serait tout autant d'enfants que l'on aurait arrachés à la mort. C'est une situation à peu près analogue à celle d'un croup infectieux, au point de vue de la trachéotomie. Toutes les opérations seront-elles fatales ? Rien ne le prouve ; et ne voit-on pas dans l'observation de Ross une amélioration de quinze jours suivre la laparotomie ? or, supprimant l'hyperthermie, les phénomènes douloureux, arrêtant les vomissements, cette amélioration permet à l'organisme de réparer ses forces et de soutenir avec plus d'avantage la lutte contre l'invasion bacillaire. Nous croyons que dans cette forme aiguë le chirurgien a le droit d'essayer d'enrayer le processus : il ne se fera pas d'illusions sur l'issue probable de son intervention ; il n'en laissera pas davantage soit à la famille, soit au malade, et c'est à eux, somme toute, qu'appartient le droit de trancher la question.

Doit-on s'abstenir dans les *formes subaiguës* ? Pic donne comme contre-indication à la laparotomie dans la forme ascitique l'existence d'une température fébrile élevée et il cite à son appui l'opinion identique de Chandelux. Faut-il dans ces cas-là, lorsque l'ascite menace la vie du malade, préférer la ponction à l'incision ? Tous les malades qui ont de la fièvre ne sont pas cependant en voie de généraliser leur tuberculose ; les opérer, c'est supprimer la source et arrêter les effets de l'infection. Du reste, il suffit de s'en rapporter aux observations : Sur 6 enfants, un seul est mort, et seulement quelques mois après, par le fait d'une généralisation tardive ; 5 ont guéri. Ils avaient cependant de la fièvre. Que l'on se rapporte à notre observation personnelle VII, et l'on verra que depuis un mois, la température arrivait tous les soirs à 39°, 39°,5 et 40° ; cet enfant a cependant été très amélioré et actuellement dix mois après, sa situation n'est pas encore mauvaise. La statistique des adultes est moins brillante, mais elle donne cependant 50 0/0 de guérisons. Notre observation personnelle (7) pourrait donner raison à Pic; mais cette malade, qui est morte de shock, a été opérée in extremis, dans un état d'affaiblissement extrême ;

elle avait en outre une pleurésie avec liquide très abondant due à une tuberculose pleurale récente ; son affection était déjà en voie de généralisation. Nous croyons qu'il faut opérer dans les formes subaiguës comme dans les formes chroniques. La température élevée n'est pas une contre-indication par elle-même ; elle ne le devient que lorsqu'elle est en rapport avec une nouvelle éclosion granulique sur un autre viscère, à marche rapide ; elle indique alors en effet, une tuberculose qui est en voie de généralisation et il faut redouter que l'intervention ne soit pas supportée par ces organismes affaiblis ou qu'elle n'accélère même ce processus de dissémination. Nos observations démontrent du reste que dans ces cas subaigus, lorsque la guérison est survenue il n'existait que des lésions thoraciques guéries ou très légères ; sur six malades au contraire qui ont succombé, quatre avaient des altérations pleurales ou pulmonaires étendues et récentes.

Nous passons aux *formes chroniques*. Certains auteurs (Ch. Audry, Heydenreich, par exemple) regardent la généralisation des tubercules et de l'exsudat comme une contre indication ; la ponction suffirait dans ces cas, pour Heydenreich. Nous ne voulons pas revenir sur les dangers de la paracentèse abdominale ; nous ne nions pas que certains cas de guérison n'aient été ainsi obtenus et notre excellent maître M. Gérard Marchant nous en racontait encore un ces jours-ci ; mais ils sont, croyons-nous, peu nombreux. Le total, du reste, des guérisons de cette forme généralisée par l'incision franche nous paraît assez élevé pour constituer le meilleur argument à opposer à Heydenreich.

A quel moment faut-il opérer ces formes chroniques ? Pribram, Kussmaul, Audry ne sont partisans de l'intervention que lorsque toutes les ressources médicales ont été épuisées sans succès. Maurange recommande d'attendre le moment où l'état général s'aggrave, la généralisation menace de se faire, après un traitement médical patiemment dirigé, après des ponctions suivies d'injections modificatrices. Pic, au contraire, admet que ce sont là des symptômes d'un mauvais pronostic qui doivent plutôt arrêter que forcer la main du chirurgien. Nous nous rangeons absolument à l'avis de ce dernier. Attendre la fièvre, l'amaigrissement, les sueurs nocturnes, la cachexie, l'imminence d'une généralisation, c'est courir au-devant d'un insuccès, c'est s'exposer à une mort immédiatement post-opératoire, et favoriser peut-être cette généralisation que l'on veut arrêter. Pourquoi temporiser? Nous ne comprenons l'hésitation que pour ceux qui doutent de la valeur curative de la laparotomie. Celle-ci, au point de vue exclusivement opératoire, n'a aucune gravité pourvu qu'elle soit faite, bien entendu, avec toutes les précautions nécessaires. Au point de vue de la guérison de la péritonite, cette gravité augmente au contraire au fur et à mesure que l'affection devient plus ancienne ; on permet en effet ainsi au bacille de former des colonies secondaires, on laisse se constituer des adhérences des anses intestinales avec la paroi, conditions qui auront aggravé singulièrement l'intervention si l'on se décide alors à inciser. Faite de bonne heure, l'opération se présentera dans les conditions les plus avantageuses car elle s'adressera à une tuberculose locale chez un individu encore résistant, et c'est alors que le traitement médical consécutif pourra intervenir avec sûreté et efficacité. Ce traitement, en effet, ne doit pas être dédaigné et mis de côté. Il faut suivre et surveiller les opérés : il ne faut pas oublier que si la laparotomie amende tous les symptômes et paraît favoriser la transformation fibreuse du tubercule, elle ne produit pas une cure brusquement radicale ; il reste longtemps encore, dans l'abdomen, une épine, un foyer de réinfection possible au moindre affaiblissement de la résistance de l'individu. Il est donc nécessaire d'augmenter cette résistance par un traitement hygiénique bien entendu (alimentation tonique et réparatrice, climat doux et tempéré, stations maritimes ou salines).

III. — Mode d'intervention dans les formes ascitiques

Avant de nous occuper des particularités ou des procédés opératoires dans les formes ascitiques, il nous paraît nécessaire de signaler quelques autres méthodes récentes de traitement que l'on a dirigées contre ces ascites tuberculeuses.

La première et la plus importante appartient à M. le professeur Debove ; elle consiste, comme on le sait, en une ponction suivie d'un lavage péritonéal. On trouvera ce procédé exposé dans la thèse de Mathis, qui rapporte aussi l'observation complète du malade. Un autre cas, qui nous intéresse plus directement, car il s'agit d'un enfant, a été publié par le Dr Monnier dans la *Revue de clinique et de thérapeutique* du 11 novembre 1891. Les deux se rapportent à des ascites généralisées et la guérison a été constatée plusieurs mois après (2 mois dans le cas de Monnier). Il est impossible encore de porter un jugement sur la valeur curative de cette méthode qui n'est appuyée que par deux observations. Par contre, elle a été l'objet de plusieurs critiques. On a reproché à la ponction, la possibilité de léser l'épiploon, l'intestin ou un vaisseau important. Dans la péritonite tuberculeuse, en effet, le grand épiploon ou l'intestin sont souvent adhérents par places à la paroi et une couche abondante de liquide peut masquer ces adhérences : le trocart peut alors léser ces organes et produire une hémorrhagie intra-abdominale ou une péritonite aiguë suivant que c'est un gros vaisseau épiploïque ou l'intestin qui est intéressé. Le second reproche est plus sérieux. Il n'est pas démontré, en effet, que, dans la laparotomie, ce soit le lavage qui agisse. Il est établi, tout d'abord, par de nombreuses observations, que la simple incision exploratrice, sans toilette antiseptique du péritoine, est souvent suivie d'une guérison définitive. Kœnig même, a montré que le nombre de succès est plus élevé dans les cas où l'on a fait une simple ouverture de l'abdomen, que dans ceux où l'on a employé soit le lavage, soit des poudres antiseptiques. Nous avons, nous-même, fait la même constatation dans les observations que nous rapportons. Le lavage ne paraît donc pas avoir une influence considérable sur l'évolution consécutive de la tuberculose péritonéale. S'il en est ainsi, il ne reste dans la méthode de M. Debove, comme agent curateur, que la ponction ; or celle-ci donne de temps en temps quelques succès, mais elle est le plus souvent insuffisante.

Une seconde méthode a été rapportée par MM. Pinard et Kirmisson au Congrès de la tuberculose de 1891. Il s'agit d'une enfant laparotomisée pour une ascite tuberculeuse ; le liquide s'étant reproduit, on commence le cinquième jour après l'opération, une série d'injections de sérum de chien et la guérison est obtenue. Il est aussi difficile de juger cette méthode. L'observation est unique d'abord (chez l'enfant du moins) ; de plus, deux facteurs peuvent avoir agi sur l'évolution de cette péritonite, la laparotomie, les injections de sérum. La reproduction de l'ascite, immédiatement après l'intervention chirurgicale, ne prouve pas que celle-ci ait été stérile. Cette réapparition immédiate est en effet signalée dans plusieurs de nos observations ; on n'en assiste pas moins à sa disparition spontanée au bout de peu de temps et à la guérison complète de la péritonite. Pour établir l'inefficacité de la laparotomie et la réelle valeur des injections de sérum, il eût fallu laisser écouler plus de cinq jours entre l'emploi des deux procédés.

Reste une troisième méthode que nous ne signalons qu'à cause de son originalité et qui est due à Whittier. Cet auteur, après avoir, sans succès, ponctionné trois fois une ascite tuberculeuse, pratiqua une petite incision médiane sur l'abdomen, y plaça un gros drain à frottement, adapta à ce drain un long tube en caoutchouc dont l'extrémité plongeait dans un récipient à moitié rempli d'acide phénique ; grâce à ce drainage permanent qu'il laissa un mois, il obtint une guérison complète qui persistait six mois après. C'est, en somme, le siphon de Bulau que certains médecins emploient dans les pleurésies purulentes.

Nous arrivons de suite à la laparotomie et nous allons examiner séparément les particularités que peut présenter l'opération dans les ascites généralisées et les formes enkystées ; nous verrons ensuite les complications opératoires ou post-opératoires qui sont, du reste, communes à ces deux formes.

Il nous paraît inutile d'insister sur la nécessité absolue et sine quâ non d'une asepsie rigoureuse pour tout ce qui peut toucher à la plaie ; une attention particulière doit être apportée pour l'appareil et le liquide du lavage (celui-ci, chargé ou non d'un principe antiseptique, doit être exclusivement préparé avec de l'eau *stérilisée et bouillie*) ; mieux vaut ne pas en pratiquer, si on n'est pas absolument sûr de son asepsie. Il est indispensable encore de désinfecter l'opéré plusieurs jours avant l'opération ; des bains savonneux, un pansement boriqué humide en permanence sur son abdomen assureront cette antisepsie locale. Il faut y joindre encore une désinfection de l'intestin en faisant prendre au malade du bétol, du salicylate de bismuth ou de magnésie suivant les indications, préparations que les enfants tolèrent admirablement.

A. **Formes généralisées.** — L'incision sera médiane et sous-ombilicale ; c'est la voie la plus commode, la plus directe pour entrer dans l'abdomen, c'est aussi celle qui rendra l'issue de l'ascite la plus facile. Il est nécessaire d'aller avec une extrême prudence et lenteur pour éviter de blesser l'épiploon ou l'intestin souvent adhérents à la paroi ; cette lenteur sera encore rendue nécessaire par les modifications qu'ont subies les divers plans de la paroi et qu'il est souvent fort malaisé de reconnaître. Tout d'abord, cette paroi saigne et saigne beaucoup dans ses diverses couches. Cette vascularité anormale est signalée dans un grand nombre d'observations et elle permettrait, d'après Edebohls, dans les cas douteux, de poser le diagnostic de péritonite tuberculeuse avant l'ouverture même de la séreuse. Elle est en général plus accentuée dans le plan rétro-musculaire et pour donner une idée du développement que peuvent y prendre les vaisseaux, il nous suffira de dire que dans le cas de Schmidt, il existait là un lacis serré avec des veines dont quelques-unes avaient le volume d'une plume de corbeau. Cette richesse vasculaire gêne la reconnaissance des divers tissus que sectionne le bistouri. Ces tissus sont, du reste, eux aussi modifiés. Nous passons sur l'aspect que peut prendre chez l'enfant la couche graisseuse prépéritonéale, qui se vascularise, se lobule finement, devient grenue et a ainsi une forte ressemblance avec l'épiploon (cette particularité existait dans nos trois cas). Plus importante est la modification du péritoine lui-même. Le feuillet pariétal est toujours épaissi et atteint 1 à 2 millim. ; mais cette épaisseur est quelquefois beaucoup plus grande; elle arrive assez fréquemment à 4 et 5 millim. et parfois même à un centimètre (obs. VI). On conçoit combien cet épaississement peut dérouter dans une plaie petite et si vasculaire. Le péritoine ouvert, on n'agrandira l'incision aux ciseaux qu'après avoir constaté avec le doigt qu'il n'existe dans le voisinage de la plaie aucune adhérence ni de l'épiploon, ni de l'intestin. Cette exploration attentive n'est pas une recommandation inutile : deux chirurgiens distingués ont, en effet, dans cette manœuvre, blessé l'intestin adhérent à la paroi et il en est résulté, dans les deux cas, une fistule intestinale qui a fortement contribué à l'insuccès de l'intervention. Le champ opératoire reconnu libre, l'incision est agrandie surtout en haut pour éviter la blessure de la vessie souvent extra-pelvienne chez l'enfant jeune.

L'ascite s'écoule ; il faut en favoriser l'issue par la compression méthodique des flancs. Une évacuation complète préviendrait les récidives. Il est inutile et dangereux, à moins d'indication spéciale, d'explorer la cavité abdominale tout entière et de rompre les adhérences ; inutile, car ces adhérences vont se reformer : c'est le mode de guérison; dangereux, car lorsqu'elles sont étendues, elles exposent à une hémorrhagie en nappe, parfois très abondante. Cette rupture est encore plus sérieuse, lorsqu'elle s'adresse à des néomembranes péri-intestinales : on s'expose, en effet, bénévolement ici, à déchirer l'intestin ou à avoir une perforation intestinale secondaire avec tous ses dangers, comme on en voit, par exemple, à la suite de l'ablation de salpingites adhérentes. Nous en retrouverons, du reste, certains cas dans les formes ulcéreuses. Mieux vaut les respecter, puisque rien dans ces formes ascitiques, ne commande la libération des anses intestinales.

Que faut-il faire de l'épiploon? S'il n'adhère pas au tube intestinal et s'il contient des foyers tuberculeux volumineux, comme c'est la règle, on peut l'exciser; mais il faut savoir que sa vascularité est exagérée et qu'il est très friable : on peut avoir de réelles difficultés à arrêter l'écoulement de sang avec la ligature en chaîne, les fils coupant ces tissus dépourvus de toute résistance ; on y arrivera cependant en multipliant les ligatures, en serrant modérément les nœuds et en prenant au besoin cet épiploon dans la suture de la séreuse. Cette dernière pratique n'est peut-être pas sans inconvénients, car, comme nous le verrons, elle expose à l'inoculation tuberculeuse directe, par continuité, de la plaie où se développe consécutivement une ulcération spécifique.

Restent maintenant les questions plus complexes du lavage et du drainage.

Les *lavages* ont été faits avec de nombreuses substances : on a employé, chez l'enfant, l'eau stérilisée, l'eau boriquée saturée, une solution de thymol, d'acide salicylique à 3 0/0, d'acide phénique à 1 0/0, de teinture d'iode à 1 0/00 ; le sublimé n'a été employé que chez l'adulte. Aucun accident n'a suivi l'emploi de ces substances, pas même celui de l'acide phénique, quoique l'on n'ait pris aucune précaution pour diminuer les dangers de l'absorption. L'eau boriquée saturée, à 38°, nous paraît suffisante ; on pourrait néanmoins se servir de n'importe quel autre antiseptique, voire même du sublimé, à la condition de faire précéder ce lavage médicamenteux d'un lavage d'eau salée, comme le recommande Delbet.

Nous avons déjà dit que ce lavage est loin d'être indispensable au point de vue de la cure de la péritonite tuberculeuse ; et nous savons que, d'après la statistique de Kœnig, le nombre de guérisons serait plus élevé dans les cas où l'on n'aurait employé aucun antiseptique que dans ceux où on aurait eu recours à eux. Cette proposition est justifiée par nos 140 observations de formes ascitiques ; en effet, dans celles de ces formes qui ont été lavées, il y a eu 72,5 0/0 de guérisons et dans celles qui n'ont pas été soumises au lavage, on en a obtenu 74,3 0/0. Cette proportion n'est peut-être pas tout à fait exacte ; quelques observations, en effet, n'indiquant pas nettement si l'on a fait ou non un lavage, sont peut-être mises à tort dans la seconde catégorie. Malgré cette cause d'erreur, nous croyons que ces chiffres sont assez élevés pour pouvoir en conclure que le lavage ne paraît pas jouer un grand rôle dans l'action curative de la laparotomie. Nous ne pensons pas cependant que l'on doive absolument le proscrire, lorsqu'on est sûr de son asepsie. Il a, en effet, le double avantage d'évacuer complètement l'ascite et les fausses membranes molles, peu adhérentes, plus difficiles à enlever avec des éponges ou des compresses stérilisées. Dans certains cas, en outre, employé très chaud, il a été d'un précieux secours pour arrêter des hémorrhagies en nappe, devenant inquiétantes.

Certains chirurgiens, après avoir ou non irrigué l'abdomen, ont touché la séreuse malade avec des éponges ou compresses imbibées d'antiseptiques (naphtol camphré, sublimé, acide phénique); d'autres ont insufflé, sur les points atteints, de l'iodoforme finement pulvérisé. Les attouchements, la toilette péritonéale, en un mot, sont d'excellente pratique, surtout lorsqu'on a décollé des adhérences ou réséqué l'épiploon. Quant aux insufflations iodoformées, nous les croyons dangereuses, du moins dans le jeune âge ; nous savons bien que l'inflammation chronique de la séreuse a diminué son pouvoir absorbant; mais, malgré cette atténuation, il nous paraît imprudent de laisser dans l'abdomen d'un enfant une certaine quantité de poudre d'iodoforme. Comme l'emploi de cette substance n'est pas absolument indispensable sous cette forme, nous préférons toucher les points les plus atteints avec une compresse de gaze iodoformée chiffonnée ou tout simplement avec du sublimé à 1/1000.

Nous arrivons au *drainage* qui a ses partisans comme ses adversaires ; nous allons rapidement montrer ses avantages et ses inconvénients. Lorsque l'on ferme complètement l'abdomen on s'expose, disent certains chirurgiens, Kocks par exemple, à une rechute ; le liquide se reproduit et ne trouvant aucune issue à l'extérieur il s'accumule de nouveau dans le péritoine, ce qui nécessite une seconde intervention. Cet argument est plus spécieux que vrai.

Les récidives sont, en effet, aussi fréquentes dans les cas où l'on a drainé que dans ceux où l'on a complètement fermé la boutonnière abdominale. Ce drainage, du reste, dans les ascites généralisées sera toujours insuffisant, car il restera toujours partiel. Le drainage de la cavité abdominale tout entière est un leurre ; il se développe, en effet, rapidement des adhérences autour du drain, autour de la mèche iodoformée, qui limitent une cavité close de toute part ; seule, celle-ci jouit des bénéfices du drainage. En veut-on des exemples dans la péritonite tuberculeuse? il suffit de se reporter à l'observation d'Alexandroff (obs. IX) où une seconde laparotomie pour rechute (survenue malgré l'emploi d'un drain) permit de constater des adhérences généralisées accolant toutes les anses intestinales ; identique est le cas de Wheeler (obs. 6).

L'observation de Démosthène (obs. 3) nous prouve encore que le drainage n'empêche pas les récidives et qu'il est même toujours insuffisant parce qu'il reste toujours localisé. Ce chirurgien emploie la méthode de Mikulicz, c'est-à-dire celle qui permet de drainer la surface de l'abdomen la plus étendue; il n'en voit pas moins un liquide purulent se réaccumuler dans le ventre, nécessiter la mise en place de 4 tubes en caoutchouc et rendre urgentes deux ponctions aspiratrices : la malade succombe.

Le drainage a en outre des inconvénients. Nous ne parlons pas des ulcérations possibles que peuvent produire les tubes en caoutchouc mis au contact d'un intestin fortement altéré : ces lésions se rencontreront surtout dans les formes ulcéreuses, nous y reviendrons. Nous ne voulons signaler ici que la fréquence des fistules consécutives à l'emploi du drainage : elles sont signalées dans toutes les observations et elles ont persisté un temps parfois extrêmement long. Il faut faire cependant une exception pour les cas où le drain a été supprimé de bonne heure, c'est-à-dire le premier ou le second jour; on a obtenu alors toujours une réunion complète.

Que peut-on conclure? Dans les formes ascitiques généralisées le drainage est inutile, car il n'empêche ni les rechutes, ni les récidives; il expose en outre les malades à conserver fort longtemps des fistules, ce qui peut ne pas être sans inconvénients. On ne doit cependant pas le proscrire complètement, et son emploi peut être indiqué lorsque les épanchements sont séro-purulents ou lorsque l'on a à craindre un suintement hémorrhagique abondant; il sera utile de le supprimer le plus tôt possible.

B. **Forme ascitique enkystée.** — Quelques particularités opératoires intéressantes, que présente cette forme, méritent de nous arrêter un instant.

L'incision portera directement sur la collection kystique; elle sera donc latérale ou médiane suivant le siège de cette dernière.

On peut se trouver alors en présence de difficultés multiples. Tantôt on aura de la peine à trouver la cavité. Fehling par exemple (obs. 91) ayant affaire à une tumeur fluctuante, allant de l'épine iliaque droite à l'ombilic, tombe sur des intestins soudés ensemble, adhérents à la paroi sur une si grande étendue, qu'il lui est impossible d'ouvrir la collection liquide; dans le cours de cette opération l'intestin est perforé et suturé, du reste, avec succès. Ces lésions chirurgicales du tube intestinal sont encore plus fréquentes dans la forme sèche où nous les retrouverons.

Tantôt les difficultés proviennent de ce que l'on croit à un kyste de l'ovaire adhérent : or, la similitude de ces péritonites enkystées avec cette variété de kystes ovariques est telle, que le bistouri à la main et la paroi abdominale ouverte, l'erreur persiste encore. Trois de nos observations sont absolument démonstratives à cet égard. Schmidt (obs. XXX) après avoir traversé le muscle droit antérieur, trouve un tissu cellulaire lâche, très vasculaire, et au-dessous, un kyste d'apparence blanc bleuâtre, compact et adhérent ; il détache les adhérences de ce kyste probable dans tous les sens, sur une étendue de 5 centim. sans pouvoir entrer dans la cavité péritonéale ; prolongeant alors l'incision par en haut, il traverse une paroi d'un centim. d'épaisseur et voit sortir un liquide séreux ; des efforts de vomissements font hernier l'intestin par cette plaie, et viennent lui prouver que ce kyste n'est autre qu'une péritonite tuberculeuse enkystée ; la pseudo-poche kystique n'est autre que le péritoine pariétal que l'on a décollé de tout côté. Les observations d'adultes de Terrier et de Delagenière (obs. 114, 84) sont aussi remarquables et absolument calquées sur la précédente. Dans le cas de Delagenière, par exemple, le péritoine pariétal a été décollé sur une si grande étendue, que l'un des fragments réséqué par ce chirurgien, mesure 20 centim. sur 16.

La cavité kystique une fois ouverte et débarrassée du liquide qu'elle contient, on procède à sa toilette. Il est inutile et dangereux, comme nous l'avons dit, de décoller les adhérences péri-intestinales ; il en résulte une hémorrhagie en nappe qui peut être très abondante ; et, fait plus grave, cette déchirure peut être la source de fistules intestinales, comme dans le cas de Wheeler (obs. 67) qui s'est terminé par la mort. On pourra laver la cavité pour la débarrasser des fausses membranes flottantes qu'elle peut contenir ; ce lavage ne doit être proscrit que lorsque la poche kystique n'est pas fermée de toutes parts et qu'elle communique avec la grande cavité abdominale ; dans ce cas, le liquide entraînant des éléments infectieux pourrait porter l'inoculation sur cette grande cavité saine.

Que faut-il faire de la poche pseudo-kystique, du péritoine pariétal, somme toute, lorsqu'il a été décollé ? Si le décollement est peu étendu il suffira, en faisant la suture musculo-aponévrotique, de prendre en même temps la couche superficielle de ce péritoine et on fera ainsi disparaître cette cavité prépéritonéale ; mais si au contraire le décollement a été largement poursuivi, si cette pseudo-poche a été perforée en plusieurs points, il faut franchement exciser tous ces lambeaux, régulariser complètement la surface de section ; cette résection peut porter sur de larges surfaces, sans inconvénients : le fait de Delagenière le prouve. Faut-il suturer la poche à la paroi ? Cette suture n'est indiquée que dans les cas où la grande cavité abdominale a été en même temps ouverte, comme dans l'observation de Schmidt : on peut alors suturer le sac à la paroi, au niveau de la communication des deux cavités, pour reconstituer l'isolement et l'enkystement complet de la poche tuberculeuse et éviter l'inoculation de la grande cavité abdominale.

Reste un dernier point, le drainage, nous ne reviendrons pas ici sur ce que Nous avons dit plus haut. Nous remarquerons seulement que plus fréquemment encore que dans les ascites généralisées, son emploi est suivi de fistules excessivement longues à guérir : sur 7 cas en effet où ce drainage a été fait et les malades suivis, on a vu 5 fois persister des fistules qui ont duré de longs mois et même, dans un cas, un an et demi. Il nous paraît indiqué cependant dans les deux conditions suivantes : lorsqu'on est en présence d'une poche à parois si épaisses, qu'elle ne s'affaisse pas et reste béante, il faut craindre qu'une réaccumulation du liquide, favorisée par l'absence de drain, ne retarde l'accolement des parois déjà rigides. La seconde indication dépend de la complexité de l'intervention : lorsqu'on a déchiré de nombreuses adhérences, réséqué des lambeaux péritonéaux, on peut redouter un suintement hémorrhagique abondant ; le drainage de Mikulicz est alors absolument indiqué. Dans tous les cas, nous croyons qu'il y a intérêt à supprimer le plus tôt possible le drainage, pour éviter ces fistules interminables.

Nous ne faisons que signaler enfin le drainage par le cul-de-sac postérieur, après laparotomie, qu'a appliqué une fois Edebohls. Cette voie vaginale est interdite chez l'enfant, à moins d'urgence absolue : ce drainage nous paraît, du reste, devoir s'appliquer exclusivement aux cas de pelvi-péritonites tuberculeuses.

C. **Suites et complications post-opératoires.** — Nous serons bref à propos des *suites opératoires;* elles sont en général très simples et ne nécessitent pas de description spéciale. Nous nous contenterons de signaler la nécessité d'une surveillance rigoureuse de l'enfant, son immobilisation complète au lit dans une chambre à température constante ; la prescription d'une potion opiacée à doses fractionnées et variables suivant l'âge pour calmer les douleurs, les premiers jours ; celle d'une purgation saline ou avec du calomel si les garde-robes tardent à se produire ou si la température s'élève ; enfin la nécessité d'une alimentation exclusivement lactée, au début. Du côté de la plaie il faut se méfier d'une désunion secondaire possible sous l'influence des mouvements de l'enfant ou des efforts de toux, comme cela est arrivé dans l'observation de Le Bec : une suture à trois étages préviendra ces accidents et l'éventration consécutive. Les sutures cutanées seront enlevées le septième (crins profonds) et le dixième jour (crins superficiels). Un bandage compressif sera maintenu en permanence sur l'abdomen ; bref, on suivra la ligne de conduite que l'on tient d'habitude vis-à-vis de tous les laparotomisés.

Nous avons recueilli dans nos observations quelques *complications post-opératoires* dont nous allons rapidement nous occuper. Nous laissons complètement de côté les accidents septiques consécutifs à des fautes opératoires, qui n'ont rien de spécial ici.

Nous avons déjà mentionné, à propos des récidives, la possibilité d'une rupture spontanée de la cicatrice, consécutive à la réaccumulation du liquide ascitique dans l'abdomen : cette désunion survient quelquefois assez tard (le 23e jour dans le cas de Bantock) ; elle n'est pas fréquente et ne mérite d'autre traitement spécial qu'un pansement bien fait.

Du côté de cette plaie nous trouvons une complication qui n'est pas rare, malgré l'avis contraire de Parker Sims, c'est l'ulcération secondaire tuberculeuse de cette ligne de suture ; nous la trouvons signalée 6 fois dans les formes ascitiques. Elle est produite certainement par une inoculation directe de la plaie, mais le mécanisme de cette inoculation n'est pas facile à démontrer dans les observations qui la signalent. Dans notre cas personnel cependant (obs. VII) l'épiploon tuberculeux était complètement adhérent à l'extrémité supérieure de l'incision péritonéale ; il s'est développé plus tard à ce niveau une ulcération spécifique et tout permet de supposer que l'inoculation s'est faite par continuité depuis le foyer épiploïque jusqu'à la ligne de suture cutanée. Nous supposons que c'est là un des mécanismes les plus fréquents ; nous ne pouvons l'affirmer, car les observations auxquelles nous faisions allusion tout à l'heure sont muettes à cet égard : ajoutons, qu'on ne peut, pour elles, incriminer le drainage, car il n'a pas été employé.

On peut voir survenir encore quelques autres complications tardives ou éloignées, parmi lesquelles nous devons indiquer les fistules intestinales secondaires : nous trouvons deux exemples (obs. 18, 74) de ces fistules stercorales survenues plusieurs mois après l'intervention, dont elles sont indépendantes et qui ont fait éclater la suture peu après leur formation ; un de ces deux cas a été suivi de mort par épuisement, l'autre est encore de date récente ; dans ce dernier une tentative de restauration n'a été suivie d'aucun succès.

Viennent enfin les *récidives* dont nous avons déjà indiqué la fréquence et la terminaison ; nous n'avons qu'à parler ici du traitement qu'il faut leur opposer. Il ne faut pas trop se hâter de recourir à un traitement chirurgical, en leur présence ; il faut attendre un mois, deux mois pour reconnaître exactement la marche et l'évolution de cette rechute qui peut parfaitement guérir sous l'influence d'un traitement médical ou même spontanément. Si l'on voit que l'ascite reste stationnaire, à fortiori si elle augmente, si l'état général ne s'améliore pas, si la fièvre reparaît, il ne faut pas hésiter à faire une nouvelle laparotomie, à moins de contre-indication tenant à l'état d'autres viscères. La ponction a donné des résultats ici comme dans la première attaque, mais nous la croyons encore plus dangereuse dans ces récidives, où les adhérences intestinales sont encore multipliées. Cette seconde laparotomie du reste sera à peu près toujours suivie de succès : nous ne connaissons que l'observation de Kelly (obs. 71) dans laquelle il y ait eu une seconde récidive.

IV. — Conclusions

Si nous jetons un regard d'ensemble sur les développements dans lesquels nous sommes entrés à propos des formes ascitiques, nous voyons que la laparotomie a donné des résultats d'abord meilleurs chez l'enfant que chez l'adulte et cela dans une proportion fort notable ; nous voyons encore que les succès sont d'autant plus nombreux que l'on s'adresse à une forme moins aiguë et plus localisée.

L'étude de ces statistiques nous a montré que l'intervention devait être tentée dans les formes aiguës, malgré les résultats déplorables qu'elle a donnés jusqu'ici : c'est une chance de survie que l'on donne à ces malades qui n'ont rien à perdre mais tout à gagner de l'opération, comme le dit Jalaguier. Dans les formes subaiguës, si elle n'est curative que dans la moitié des cas chez l'adulte (dans les 4/5 des cas chez l'enfant), la laparotomie produit toujours après elle une amélioration très notable: quoique simplement palliative dans ces derniers cas, elle est nettement indiquée dans toutes les formes chroniques où elle donne des résultats supérieurs à ceux qui suivent le traitement médical.

L'évacuation complète de l'ascite ; l'emploi facultatif d'un lavage péritonéal ; la toilette antiseptique du péritoine, en respectant les adhérences péri-intestinales ; la suture complète de la cavité abdominale sans drainage, à moins d'indications spéciales, assureront la guérison de la péritonite.

Les récidives, peu fréquentes, que l'on observe, doivent être traitées par une seconde laparotomie, dès que l'on voit qu'elles n'ont aucune tendance à guérir spontanément.

CHAPITRE IV

FORMES FIBREUSES SÈCHES

Nous avons déjà défini et décrit ce que nous entendions par péritonite fibreuse sèche, caractérisée anatomiquement par des tubercules en voie de subir la transformation fibreuse, et cliniquement par une évolution lente, chronique avec apyrexie et persistance du bon état général.

Nous avons montré que souvent, au début, cette forme avait une période ascitique; que dans une seconde phase cette ascite se résorbait et qu'on ne trouvait alors sur les feuillets de la séreuse que des tubercules miliaires sans fausses membranes étendues; c'est notre forme sèche proprement dite; une troisième enfin est caractérisée par l'existence de néomembranes généralisées qui font adhérer la majorité des viscères abdominaux entre eux ou avec la paroi.

Les cas de cette forme à la période ascitique, nous les avons étudiés dans le chapitre précédent; nous n'y revenons pas. Il nous reste à voir les deux autres phases, c'est-à-dire la phase sèche proprement dite et la phase fibrino-adhésive.

Nous devons aussi distinguer suivant l'étendue des lésions, les formes généralisées ou localisées : celles-ci, nous les trouverons au niveau du grand épiploon, ou de la fosse iliaque droite où elles constituent une variété de pérityphlite.

Dans cette étude nous suivrons toujours le même plan et nous présenterons successivement les résultats opératoires, les indications et le mode d'intervention.

TABLEAU V. — **Formes fibreuses sèches.**

1° *Enfants.*

OBS.	BIBLIOGRAPHIE	SEXE.	AGE	DIAGNOSTIC. INDICATION D'INTERVENT.	COMPLICATIONS	EXAM. HIST. BACT.	INTERVENTION	RÉSULTATS
XXXIII	Jacobs. *La clinique*, Brux., 1890, n° 27, p. 418.	F.	3½	Périt. tub. Dépérissem. doulrs.	....	..	Incis. lav...........	G. 3 m.
XXXIV	Keetley. *The Lancet*, 1890, II, p. 1028.	F.	16	Tumeur abd. ?..	....	..	Incis...............	G. 1 an.
XXXV	Morril et Bradford. *Boston M. J.*, 1888, p. 534.	M.	6	Périt. tub. Fièvre.	Pulm......	..	Incis. drain.........	G. 5 m.
XXXVI	Schmalfuss. In *Kummel*, in *Maurange*..	F.	16	Tumeur ovarique génér.	....	H	Incis...............	G. 16 m.
XXXVII	Schmitz. *Centrbltt. Gynæk.*, 1891, n° 21, p. 427.	F.	3	Périt. tub. Dépérissem. fièvre.	Albumine..	H	Incis. iodof.........	G. 18 m.
XXXVIII	Largeau. *Bull. Soc. Chir.*, 1888, p. 816.	M.	5½	Epiploïte herniaire.	....	H	Résect. épiploon....	G. 10 m.

2° *Adultes.*

OBS.	BIBLIOGRAPHIE	SEXE.	AGE	DIAGNOSTIC. INDICATION D'INTERVENT.	COMPLICATIONS	EXAM. HIST. BACT.	INTERVENTION	RÉSULTATS
118......	Chaput. In *Elmassian*...............	F.	24	Périt. tub. Fièvre.	Pleurale...	..	Résect. épipl. lav. drain.	M. 1 m. fist. int.
119......	Mc Donnel et Gardner. In *Osler*.......	F.	30	Tumeur abd. ?..	....	..	Incis...............	M. fist. int. op.
120......	Kœnig. In *Kummel*.................	F.	26	Rein tubercul...	....	H	Incis...............	M. 5 m. Tub. génér.
121......	Bern. Pitts. *The Lancet*, oct. 1891, II, p. 930.	M.	18	Périt. tub., épiploïte hern.	....	..	Incis. Résect. épipl..	M. 3 m. Tub. génér.
122......	Kendal Franks. *Dublin J. of med. Sc.*, 1890, I, p. 536.	F....		Périt. tub. Douleurs.	....	..	Décollé, adhérence..	Réc. apr. 3 ans M.
123......	Parker Sims. *New-York M. J.*, 1891, p. 141.	M.	25	Kyste hépatique ?	....	H	Incis...............	Réc. apr. 1 an.
124......	Bollici. *Raccoglit. med. Forli*, 1888, p. 93.	F.	50	Tumeur abd. ?..	....	..	Incis...............	G.

OBS.	BIBLIOGRAPHIE	SEXE.	AGE	DIAGNOSTIC INDICATION D'INTERVENT.	COMPLICATIONS	EXAM. HIST. BACT.	INTERVENTION	RÉSULTATS
125.......	Caspersohn. *Centrbltt. f. Chir.*, 1890, p. 807.	F.	21	Fibrome de la paroi.	....	H	Incis. sublimé.......	G. 1 an.
126.......	Demons. In *Maurange*................	F.	17	Périt. tub. Dépérissement.	Pulm......	..	Incis. iodof.........	G. 1 m.
127.......	Demons. In *Maurange*................	F.	24	Périt. tub. Fièvre, douleurs.	....	..	Décollé adhér. iodof.	G. 1 an.
128.......	Jacobs. *La Clinique*, Brux., 1890, p. 258.	F.	21	Périt. tub. Douleurs.	....	H	Décollé adhér. lav...	G. 1 m.
129.......	O Marcy. *Americ. Assoc. of Obst. and Gynec.*, 1888.	F....		?..............	....	H	Incis. lav...........	G. 2 ans.
130.......	Markoe. *New-York M. J.*, 1889, p. 557.	M....		Tumeur abd. ?..	....	H	Incis...............	G.
131.......	Poncet. In *Pic*.	F.	19½	Périt. tub......	Pulm. Pleur.	B	Incis. lav. iodof.....	G. Tub. pulm. aggravée.
132.......	Schwartz. *Semaine médic.*, janv. 1892, p. 23.	F.	30	Kyste du mésentère.	....	..	Décollé adhér.......	G. 1 m. 1/2.
133.......	Schwartz. *Semaine médic.*, janv. 1892, p. 23.	F.	25	Périt. tub. Douleurs.	Pulm......	..	Décollé adhér. lav...	G.
134.......	Terrillon. In *Elmassian*..............	F.	18	Sarcome de la paroi.	....	..	Incis...............	G. 18 m.
135.......	Terrillon. In *Elmassian*..............	F.	16	Périt. tub. Douleurs.	....	..	Décollé adhér.......	G. 5 m.
136.......	Obs. personnelle......................	F.	33	Tumeur abd. ?..	....	..	Incis...............	G. 10 m.
137.......	Czerny. *Centrbltt. f. Gynæk.*, 1890, nº 18.	......		Epiploïte herniaire.	....	..	Résection épipl......	G.

I. — Résultats opératoires

A. **Formes fibreuses sèches proprement dites.** — Nous possédons plusieurs observations de cette forme qui est caractérisée anatomiquement par la présence sur la séreuse de tubercules miliaires. Certains auteurs, avons-nous déjà dit, la désignent sous le nom de forme miliaire, dénomination défectueuse car cette forme a une évolution lente et chronique alors que la forme miliaire vraie a une marche aiguë. Ces observations malheureusement sont complexes : huit d'entre elles ont trait à une péritonite tuberculeuse compliquée d'occlusion intestinale ; une autre se rapporte à une tuberculose généralisée dans tout l'abdomen, mais manifestement consécutive à une tuberculose génitale. Ces neuf cas quoique appartenant à cette forme, ne peuvent être étudiés ici, en raison même de leur complexité : nous les retrouverons plus loin. Il ne nous en reste alors qu'un, celui d'O. Marcy (obs. 120) : il concerne un adulte dont la guérison persistait encore deux ans après, et chez lequel l'exactitude du diagnostic avait été démontrée par le microscope.

B. **Formes fibro-adhésives généralisées.** — Ce sont les plus nombreuses et nous trouvons rentrant dans ce groupe, 5 observations d'enfants et 10 d'adultes.

Sur ces cinq enfants opérés, il n'y a eu aucun décès. Quant à la durée de la guérison, elle a été constatée une fois après un an et deux fois après un an et demi : dans ces deux derniers cas l'examen histologique avait démontré la nature réellement tuberculeuse de la péritonite. La mortalité serait donc de 0 0/0 et 3 guérisons sur 5 paraissent devoir être définitives (60 0/0).

Pour affirmer cette guérison, on peut se baser sur l'amélioration de l'état général, sur l'augmentation de poids, sur la reprise de la vie régulière : mais les cas dans lesquels on a constaté une tumeur avant et pendant l'opération, sont plus instructifs, car on assiste après la laparotomie à une fonte complète de ces masses, de ces gâteaux. C'est ainsi, par exemple, que Schmalfuss a pu vérifier sous le chloroforme, cinq mois après l'opération, la disparition de tumeurs volumineuses qui remplissaient le grand bassin et la cavité abdominale jusque vers l'ombilic (obs. XXXVI). Deux autres cas sont encore plus intéressants, car la disparition de ces masses fibreuses a pu y être constatée de visu : ce sont ceux rapportés par Keetley et Schmitz (obs. XXXIV, XXXVII). Chez ces deux malades, la laparotomie exploratrice avait démontré l'existence de nodosités volumineuses occupant une grande partie de l'abdomen, de nature tuberculeuse; ces plastrons indurés s'effacent après l'opération; un an et demi et deux ans après, une nouvelle intervention est faite par Keetley et Schede pour guérir une éventration consécutive; ces deux chirurgiens constatent alors de visu la disparition complète de toute induration, et la guérison absolue de la péritonite tuberculeuse. Il est inutile d'insister sur l'importance considérable de ces deux observations qui constituent des preuves irréfutables de la valeur curative de la laparotomie dans l'affection qui nous occupe.

Ce qu'il y a de non moins remarquable, c'est de voir l'intervention non seulement éteindre le processus tuberculeux, mais favoriser encore et hâter la résorption de tous ces exsudats. Lorsqu'une péritonite tuberculeuse guérit spontanément, on constate, pendant de longs mois encore dans l'abdomen, la présence de tuméfactions plus ou moins diffuses, de nodosités irrégulières et indurées ; le ventre ne recouvre sa souplesse et sa consistance normale que fort longtemps après la fin de la période active de la tuberculose. Dans les cas, au contraire, qui ont été soumis à l'intervention, on est étonné de la rapidité avec laquelle disparaissent et se fondent ces gâteaux intestinaux ; dans le cas de Schmalfuss, cinq mois après, sous le chloroforme on ne trouve plus trace de tumeur, alors que l'examen fait dans les mêmes conditions avant l'opération avait démontré l'existence de masses très volumineuses qui remplissaient le grand bassin et la cavité abdominale jusqu'à l'ombilic ; ceux de Schmitz et de Terrillon (obs. 134) (ce dernier concerne une adulte), n'en sont pas moins démonstratifs.

Adultes : 19 cas, 5 morts dont une par récidive après 3 ans de guérison, 1 récidive avec état stationnaire, 13 guérisons. Mortalité : 16,3 0/0. Guérisons : 68,4 0/0. Parmi les causes de mort, il y a deux tuberculoses généralisées après 3 et 5 mois et deux décès par épuisement consécutif à une fistule intestinale : ces deux fistules sont survenues l'une après un mois (obs. 118), l'autre après un temps indéterminé mais rapproché cependant de l'opération (obs. 110).

Guérisons : sur 13, deux ont été constatées après un an (l'une histologiquement tuberculeuse), une après un an et demi, une autre après deux ans ; 4 sur 13 paraissent donc devoir être définitives, soit 30,7 0/0.

Il ne faut pas trop se hâter cependant de déclarer les guérisons définitives, et les deux récidives que nous constatons ici, viennent à l'appui de ce dire. Dans un cas, en effet (obs. 123), le malade reste fort bien portant pendant un an et on voit alors reparaître de l'ascite, même la tumeur et une infiltration du sommet droit. La malade de Kendal Franks n'est pas moins intéressante : pendant trois ans sa santé se maintient excellente ; sa péritonite revient ensuite et elle meurt aux Incurables, 4 ans après avoir été laparotomisée. Ces deux opérés ont eu une récidive, c'est vrai, mais ils n'en ont pas moins été si améliorés pendant un an et 3 ans que l'on pouvait croire la guérison définitive. Y a-t-il eu une nouvelle inoculation et cette infection nouvelle s'est-elle portée sur le péritoine, locus minoris resistentiæ par le fait d'une atteinte antérieure ? Persistait-il dans l'abdomen un foyer bacillaire torpide qui a pris un nouvel essor à l'occasion d'un affaiblissement passager de l'individu ? Il est difficile de répondre exactement quelle est la vraie de ces deux hypothèses. Ces récidives à longue échéance n'en restent pas moins instructives ; elles démontrent la nécessité d'être très circonspect lorsque l'on affirme un succès défini.

Remarquons, que, comme dans les formes ascitiques, le nombre de résultats heureux est encore plus élevé chez les enfants que chez les adultes (100 0/0 au lieu de 68,4 0/0).

C. **Formes adhésives localisées.** — Ces formes ne sont pas toujours aussi nettement localisées que semblerait indiquer la dénomination sous laquelle nous les groupons ; mais comme elles ont des caractères un peu spéciaux, nous avons cru utile de les isoler des précédentes. Nous allons examiner ici les pérityphlites et les épiploïtes tuberculeuses ; mais nous serons bref sur les premières, car la tuberculose intestinale sous-jacente qui y est presque toujours sinon toujours constante leur donne un caractère tout particulier.

Ces *pérityphlites tuberculeuses* sont fort intéressantes et leur étude, au point de vue opératoire, serait des plus instructives ; mais les développements qu'elle comporte nous entraîneraient trop loin. Une des formes de ces typhlites tuberculeuses vient d'être récemment décrite par Hartmann et Pilliet (1) et dans la thèse d'un de leurs élèves, celle de Le Bayon. Nous ne nous arrêterons ni aux symptômes, ni au diagnostic de cette affection, souvent des plus difficiles, car on prend fréquemment ce boyau induré de la fosse iliaque pour une tumeur maligne du cæcum. Disons seulement que cette typhlite et pérityphlite existent aussi bien chez l'enfant que chez l'adulte, mais, chez lui, les lésions bacillaires paraissent plus rarement se limiter au cæcum et à sa couverture séreuse ; elles s'étendent volontiers au loin sur le péritoine voisin et sur la muqueuse de l'intestin grêle ; ce fait est manifeste dans les deux observations que nous avons trouvées (une de Schmidt, une de Tison, rapportée par Le Bayon). Au point de vue opératoire, on peut, croyons-nous, distinguer deux ordres de faits : tantôt ce sont les lésions péritonéales qui prédominent, et l'intervention n'a alors consisté qu'en une simple laparotomie (Schmidt), avec décollement des adhérences (Spaeth, Fehling), avec évacuation de collections suppurées (Spaeth), ou avec résection de l'appendice (Hartmann, Bouilly) ; tantôt au contraire, ce sont les lésions du cæcum et de sa couverture séreuse, qui simulant une tumeur maligne de cet organe le font réséquer (obs. de Broca (2), Czerny, Bouilly). Les résultats que donne l'opération dans la première catégorie de faits ne sont pas brillants : sur ces 6 cas, l'un n'a pas été suivi, un autre est mort de péritonite septique probable (2e cas de Spaeth), un autre de tuberculose pulmonaire 3 mois après (Bouilly) ; la malade de Schmidt a succombé 4 mois après à sa tuberculose intestinale ; enfin les deux d'Hartmann et de Spaeth ont aussi des symptômes d'entérite bacillaire dont la terminaison fatale n'est pas fort douteuse ; la malade dont Hartmann a rapporté l'observation, opérée par M. Terrier, a de plus, en ce moment, des symptômes de péritonite tuberculeuse généralisée. Les succès paraissent un peu plus nombreux dans les cas où l'on a fait une résection du cæcum :

(1) HARTMANN et PILLIET. *Soc. Anat.* Juillet 1891.

(2) BROCA. *Soc. Anat.* Décembre 1889. (Pour les autres observations voir l'index bibliographique.)

sur 6 observations, il y a 3 guérisons (deux de Czerny, Bouilly), 2 morts (Czerny, Broca), 1 récidive (Czerny); l'opérée de Bouilly reste guérie près de 4 ans après l'intervention.

Il faut admettre d'après ses résultats que la laparotomie simple est insuffisante dans les pérityphlites tuberculeuses : elle arrête peut-être le processus péritonéal, mais la tuberculose intestinale sous-jacente n'en continue pas moins ses progrès et emporte le malade ; cette laparotomie reste sans influence sur l'évolution de l'entérite tuberculeuse, et ne l'améliore pas, comme le prétend Kœnig. L'intervention radicale, supprimant le foyer intestinal, paraît au contraire s'accompagner de résultats plus heureux.

Les *épiploïtes tuberculeuses* nous fournissent un second groupe de formes localisées. Les lésions tuberculeuses de l'épiploon sont excessivement fréquentes à tout âge, mais plus encore chez l'enfant ; elles coexistent en général avec des lésions similaires disséminées sur toute la séreuse, mais elles peuvent cependant se trouver à l'état isolé (Barthez et Sanné). Cliniquement ces épiploïtes se présentent sous la forme de grosses masses qui peuvent occuper à peu près tous les points de l'abdomen et y simulent très souvent (Osler) des cancers, des tumeurs viscérales ou du mésentère. Nous passons sur les cas où il existe en même temps une péritonite diffuse et nous mentionnons de suite les deux où les lésions paraissent avoir été localisées à ce tablier séreux : ce sont deux observations d'épiploïte tuberculeuse herniaire dues à Largeau (obs. XXXVIII) et à Czerny (obs. 137). La première concerne un enfant auquel Largeau fit une cure radicale pour une épiploïte adhérente avec accidents inflammatoires : il réséqua l'épiploon (qui était microscopiquement tuberculeux) presque en entier et n'aperçut aucune granulation sur le péritoine : la guérison persistait encore 10 mois après. Le malade de Czerny a guéri aussi. Nous ne nous arrêtons pas plus longtemps sur ces épiploïtes herniaires, et nous laissons complètement de côté la péritonite tuberculeuse herniaire, qui a fait, du reste, l'objet d'un mémoire récent de Jonnesco, dans la *Revue de chirurgie* du mois de mars 1891.

Il nous paraît inutile aussi de faire un pourcentage de mortalité ou de guérison pour ces formes fibreuses localisées, car elles sont trop dissemblables entre elles, et nous passons immédiatement à l'étude des indications opératoires.

II. — Indications opératoires

Si la majorité des chirurgiens est d'avis d'opérer les formes ascitiques, il n'en est plus de même pour les formes sèches. True, Heydenreich, Routier, Czerny, Kummel, Cabot, Wheeler, Elder, Markoe, Johnston, Thompson et d'autres encore pensent que l'intervention a peu de chances de succès dans cette variété. Pic, n'ayant à sa disposition qu'un petit nombre d'observations, ne se prononce pas. Terrillon, cependant, ayant eu deux succès dans deux formes sèches, ne se montre pas aussi éloigné de l'opération que les auteurs précédents; son élève Elmassian, qui publie ces observations, conclut que la laparotomie est justifiée même dans cette forme, comme moyen curatif. Schwartz, d'un autre côté, citant les cas de guérison obtenus par Terrillon, Poncet et Jacobs, est aussi partisan de l'intervention, lorsqu'il existe certains phénomènes douloureux sur lesquels nous allons revenir.

Il faut d'abord reprendre nos deux variétés de forme sèche, car les indications y sont tout à fait différentes.

A. **Forme sèche, non adhésive.** — Dans cette variété, qui est la forme miliaire de certains auteurs, nous croyons que la laparotomie s'impose comme dans les formes ascitiques. Dans la variété sèche adhésive que nous examinerons dans un instant, l'opération paraît contre-indiquée parce que c'est une péritonite tuberculeuse en voie de guérison. En est-il de même ici ? Nous ne le pensons pas. Nous avons dit, que cette tuberculose péritonéale sèche, sans adhérences, représentait probablement la phase post-ascitique de la forme fibreuse; l'abdomen, en effet, a le même aspect que dans les formes ascitiques généralisées : la seule différence consiste dans la présence ou l'absence de liquide. L'argument que l'on fait valoir contre l'opération des formes adhésives, ne peut pas s'appliquer à cette forme sèche sans adhérences. Rien ne prouve, en effet, ici, que cette péritonite évolue spontanément vers la guérison ; ce que l'on peut affirmer, c'est que c'est une forme lente, chronique, mais on ne peut aller plus avant. Rien ne dit, qu'au lieu de devenir fibreuse et adhésive, cette péritonite ne deviendra pas ulcéreuse, c'est-à-dire beaucoup plus grave et à peu près fatalement mortelle. Or, faut-il attendre, pour opérer, que cette modification se soit produite ? Mais la laparotomie dans les formes ulcéreuses comme nous le verrons, est bien plus fréquemment stérile. Ces diverses raisons plaident d'après nous en faveur de l'intervention. Comme cette péritonite sèche, non adhésive, n'est pas en voie certaine de guérison, qu'elle peut parfaitement devenir ulcéreuse, et comme, d'autre part, vu l'absence d'adhérences, les dangers opératoires sont nuls, nous pensons qu'il y a intérêt à ne pas la laisser suivre son évolution spontanée, dont le pronostic reste fort incertain : il faut donc l'opérer comme s'il s'agissait d'une forme ascitique.

B. **Forme sèche adhésive.** — La question est ici toute différente ; cette variété, comme nous l'avons déjà dit, est en voie de guérison manifeste et les tubercules étouffés par les adhérences ont subi la transformation fibreuse et sont devenus des corps inertes. Les difficultés opératoires y sont du reste beaucoup plus grandes que dans les autres formes. L'accolement des anses intestinales à la paroi, rend leur lésion possible au moment de l'ouverture de l'abdomen et leur fusion intime empêche presque toute libération. On est d'un côté en présence d'une péritonite à peu près guérie ; on n'est pas sûr d'un autre côté de pouvoir même entrer dans la cavité abdominale et si l'on y pénètre, on ne peut avoir une action directe que sur un tout petit paquet d'anses intestinales. Pourquoi opérer dans ces conditions ? On n'a aucun bénéfice à retirer de l'intervention, puisque la guérison survient spontanément et qu'on court le risque de léser l'intestin, de produire une fistule stercorale, avec ses suites inconnues.

Ces arguments sont d'un certain poids, et malgré le nombre de succès assez considérable qu'a donnés la laparotomie dans ces conditions, on a le droit de se demander jusqu'à quel point l'opération est justifiée. La lecture des observations qui concernent cette forme va nous permettre cependant d'apporter un peu de lumière dans cette question et d'établir, croyons-nous, des indications assez précises. Si l'on cherche, en effet, les motifs qui ont décidé certains chirurgiens à prendre le bistouri dans ces péritonites adhésives, on voit qu'ils ont obéi à trois mobiles différents : ils ont opéré tantôt parce que le diagnostic était incertain ou parce qu'ils croyaient à l'existence d'une autre affection : tantôt à cause des douleurs vives qu'éprouvaient les malades ; tantôt au contraire, parce que l'état général s'était profondément modifié et aggravé. Ainsi donc dans le premier groupe de faits, la laparotomie n'a pas été dirigée contre une péritonite tuberculeuse préalablement diagnostiquée ; elle s'adressait au contraire ou à des néoplasmes de nature incertaine (comme dans les obs. XXXIV, 119, 124, 130, 136), ou à des tumeurs que l'on avait supposé être, suivant les cas, un fibrome ou un sarcome de la paroi (obs. 125, 134), un kyste du mésentère (obs. 132) ou du foie (obs. 123), un rein tuberculeux (obs. 120), une tumeur maligne de l'ovaire en voie de généralisation (obs. XXXVI). Dans les autres cas, au contraire, la nature exacte de l'affection avait été parfaitement établie avant l'opération ; et c'est devant les phénomènes douloureux intenses éprouvés par les malades (1) ou l'aggravation de l'état général (2) que les chirurgiens se sont décidés à intervenir.

L'opération a-t-elle produit les résultats qu'on lui demandait ? La laparotomie exploratrice ou dirigée contre une péritonite non diagnostiquée n'a jamais occasionné la mort par elle-même ; sur les 11 cas, il y a eu 2 décès, l'un par tuberculose généralisée tardive, l'autre par fistule intestinale secondaire ; dans les 9 autres cas, il y a eu non seulement guérison opératoire, mais encore guérison de la péritonite : seul, le malade de Parker Sims a eu une récidive après un an. Il reste donc 8 succès complets sur 11 opérés.

Dans le second groupe de faits, l'incision abdominale a été pratiquée dans le but de supprimer les douleurs vives ressenties par les malades. Ces phénomènes douloureux sont notés dans un assez grand nombre d'observations : ils apparaissent surtout à l'occasion des mouvements, de la fatigue, et ils sont assez intenses, assez continus pour rendre tout travail absolument impossible, la marche elle-même pénible et immobiliser les malades au lit. Sont-ils dus aux adhérences intestinales à la paroi, ou bien à celles de l'épiploon collé sur cette

(1) Obs. XXXIII, 122, 127, 128, 133, 135.
(2) Obs. XXXV, XXXVII, 118, 126.

paroi ou sur l'intestin ? Se produit-il dans la marche, les mouvements forcés, des tiraillements de ces adhérences ? C'est possible. Il faut ajouter aussi que ces malades ont une autre source de douleurs : par le fait de la fusion et de la constriction des anses intestinales, les fonctions digestives sont profondément modifiées ; ils sont sujets à une constipation opiniâtre, revêtant même souvent les allures d'une occlusion incomplète et ils éprouvent alors, pendant ces périodes, des coliques intestinales parfois très aiguës et rebelles. La laparotomie a-t-elle une action sur ces phénomènes douloureux ? Il suffit de s'en rapporter aux observations que nous avons indiquées, pour y constater que sur 6 cas, ces troubles sensitifs ont été supprimés 5 fois ; quant à la péritonite elle-même, elle a été guérie dans tous les cas, sauf cependant dans celui de Kendal Franks où elle a récidivé après trois ans de guérison apparente.

Dans la dernière catégorie de malades, ceux qui ont été incisés à cause de l'aggravation de leur état général, nous trouvons 4 cas avec une mort et trois succès : le cas de mort est dû encore à une fistule intestinale secondaire ; quant aux guérisons, l'une persistait après 3 mois, l'autre après 18 mois.

De l'étude de ces faits et de ces résultats, se dégagent nettement, croyons-nous, quatre indications opératoires, symptomatiques.

En présence d'une forme fibreuse adhésive, qui évolue chez un individu résistant, dont l'état général se maintient excellent, dont les fonctions digestives s'accomplissent régulièrement, dont l'abdomen reste indolent, il est inutile de songer à une intervention. Cette péritonite est en voie de guérison ; les tubercules engainés par les fausses membranes organisées, ont subi la transformation fibreuse et se sont changés en granulations inertes, dépourvues de toute virulence. Le tissu conjonctif lui-même rétractile et cicatriciel, scléreux, est devenu un mauvais terrain de développement pour le bacille de Koch et le processus tuberculeux est en voie d'extinction. En opérant, on ne ferait que gêner le travail de réparation qui se produit sous les simples efforts de la nature ; il faut compter, en outre, sur des difficultés opératoires spéciales, sur la lésion possible de l'intestin et sur la formation secondaire de fistules stercorales dont le pronostic est souvent grave. Ce qu'il faut à ces malades, c'est un traitement hygiénique bien institué.

Mais, si, au contraire, ce malade a un état général médiocre, s'il présente des poussées fébriles intermittentes, s'il va en s'affaiblissant et en s'amaigrissant progressivement, la situation est tout à fait différente ; c'est un individu qui n'a plus la force nécessaire pour cicatriser complètement son péritoine : de nouvelles poussées de granulations spécifiques vont se faire sur la séreuse, la régression fibreuse des tubercules va s'arrêter et ceux-ci vont reprendre leur évolution normale, vont devenir caséeux et ulcéreux. Dans ces conditions, il n'y a pas à hésiter. Il faut prendre le bistouri pour essayer d'arrêter cette nouvelle infection ou cette marche en avant du processus tuberculeux, il faut donner à cet individu les chances d'une opération qui est souvent curative, toujours palliative.

La seconde indication opératoire réside dans l'existence de ces phénomènes douloureux, qui poursuivent l'individu dans toutes ses occupations, le rendent incapable de tout travail et le condamnent à une immobilisation au lit fort longue.

La troisième sera fournie par la constatation de périodes de constipation douloureuse, opiniâtre et rebelle, qui marquent le début d'une occlusion chronique. Comme nous le verrons, cette obstruction d'abord incomplète aboutit très souvent à un arrêt complet et définitif du cours des matières, qui nécessite une intervention d'urgence. Ne vaut-il pas mieux opérer de suite? on évite ainsi les pernicieuses conséquences d'une occlusion aiguë, et on se rend plus facile le travail de dégagement et de libération relative d'un intestin que les fausses membranes n'ont pas encore complètement enserré et emprisonné.

Reste enfin une dernière indication, l'incision exploratrice. Lorsqu'on se trouvera en présence d'un cas douteux dont le diagnostic sera absolument incertain, il ne faudra pas hésiter à pratiquer la laparotomie. Cette intervention, par elle-même, n'a aucune gravité, si l'on s'astreint à une asepsie rigoureuse; dans l'espèce, elle a en outre de grandes chances d'être curative. Ces deux raisons plaident énergiquement en sa faveur.

III. — Mode opératoire

Les développements, dans lesquels nous sommes entré à propos des formes ascitiques, vont nous permettre d'être assez bref dans ce chapitre.

L'incision doit porter directement sur la tumeur, lorsqu'il n'en existe qu'une ; elle doit être médiane lorsque ces tumeurs sont multiples et disséminées ; suivant encore leur siège, elle sera sus ou sous-ombilicale.

Nous passons sur la vascularité de la paroi que nous avons déjà signalée, que nous retrouvons ici encore, dans une observation de Terrillon par exemple.

Le point le plus important et qui mérite une mention toute spéciale est qu'il faut aller avec une extrême lenteur, lorsque l'on a dépassé la couche musculaire. Il faut procéder par petits coups de bistouri et ne sectionner que des parties nettement reconnues : le danger primordial, capital, dont on doit toujours avoir en vue la possibilité, c'est la blessure de l'intestin adhérent. Or l'épaississement parfois très marqué du péritoine, sa vascularité, sa friabilité, sont des conditions qui rendent, dans bien des cas, délicat et difficile ce premier acte opératoire. Ces difficultés sont même parfois telles, que la lésion de l'intestin est inévitable.

Nous avons eu l'occasion de voir un cas de ce genre, ces jours derniers, grâce à l'amabilité de notre excellent maître, M. Gérard Marchant. Il s'agissait d'un enfant, entré à Laënnec pour une occlusion intestinale développée dans le cours d'une péritonite tuberculeuse manifeste : les symptômes d'obstruction avaient cessé immédiatement après son arrivée à l'hôpital, et l'intervention d'urgence différée. Cet enfant avait une péritonite sèche, avec peut-être un peu d'ascite infiltrée dans les fosses iliaques : on ne sentait dans son abdomen aucune nodosité, aucune masse, aucun gâteau épiploïque ou intestinal ; d'autre part, la paroi paraissait glisser facilement et avoir conservé toute sa mobilité. Supposant, que l'on avait affaire à une de ces formes sèches, mais non adhésives, dont nous avons déjà parlé, voyant en outre que l'amaigrissement du malade était considérable, qu'il éprouvait des coliques intestinales fortes, qu'il avait eu en outre un accès d'obstruction lequel pouvait bien se reproduire, on se décide à intervenir. Une incision sous-ombilicale sectionne les diverses plans jusqu'à la couche adipeuse propéritonéale. Les difficultés ont commencé ici ; il a été absolument impossible de reconnaître le péritoine pariétal : le bistouri aidé de la pince a sectionné avec extrêmement de lenteur des couches excessivement minces d'un tissu rougeâtre et d'apparence charnue : un tubercule du volume d'une lentille a apparu à un moment donné, reposant sur ces tissus qui conservaient toujours le même aspect et qui ne saignaient pas du tout. M. Marchant a ainsi sectionné successivement une épaisseur assez grande de tissus et il est à un moment tombé dans une cavité : l'intestin était ouvert. On a alors libéré très doucement les lèvres de cette incision de chaque côté, dégagé en partie l'anse intestinale et suturé la perforation par un double plan de sutures : pour plus de sûreté, on a accolé cette suture à l'anse intestinale voisine, par des points séreux multiplies (procédé de la greffe de M. Chaput). Ne pouvant entrer largement dans la cavité péritonéale on a refermé l'abdomen. L'enfant va actuellement (15 jours après) très bien, mais il a une petite fistule, qui ne laisse s'écouler que du mucus intestinal.

Cette observation est très intéressante, car elle montre les difficultés extrêmes que l'on peut avoir, dans ces cas où l'intestin adhère sur toute l'étendue de la paroi ; l'apparence charnue des tissus que l'on sectionnait, l'existence surtout de ce tubercule qui ne pouvait guère s'être développé que sur l'intestin, auraient peut-être pu en faire éviter la perforation ; mais ces tissus ne ressemblaient pas nettement aux tuniques intestinales, et de plus ils étaient absolument exsangues, fait anormal qui exagérait encore les difficultés. Notre maître se demandait si dans ces cas, où l'absence de toute tumeur laisse indifférent le siège de l'incision, il ne vaudrait pas mieux faire une laparotomie sus-ombilicale ; on aurait peut-être ainsi plus de chances de ne pas rencontrer d'adhérences intestinales à la paroi, et l'on tomberait dans tous les cas sur l'épiploon qui indiquerait nettement si on est dans ou hors la cavité abdominale. Cette modification nous paraît excellente : il faut s'attendre cependant à des difficultés ou du moins à des ennuis provenant de la présence de l'épiploon. On peut, à ce point de vue et à titre de curiosité, citer l'observation de Jacobs (obs. 128) : ce chirurgien trouve d'abord une membrane épaisse et nacrée glissant sur les organes sous-jacents, épaisse de 5 millim. ; il l'incise et tombe dans une cavité close limitée en arrière par une membrane analogue mais adhérente à l'intestin : cette loge était, dit-il, l'arrière cavité des épiploons ?

Le péritoine incisé on peut se trouver en présence de plusieurs cas, que nous devons rapidement examiner.

Tantôt, les adhérences du péritoine viscéral avec le feuillet pariétal sont nulles et on ouvre facilement la cavité abdominale. On peut alors rencontrer l'un des deux cas suivants :

1° La cavité ne contient pas de liquide, il n'y a pas d'adhérences intestinales étendues (forme sèche proprement dite, forme miliaire de certains auteurs). Il suffit alors de laver le péritoine, si l'on veut, et d'en faire la toilette comme dans les formes ascitiques. On referme ensuite, sans drainage, bien entendu.

2° Il existe une tumeur plus ou moins volumineuse et irrégulière, constituée le plus souvent par l'épiploon couvert de fausses membranes, très épaissi, recroquevillé, adhérent à l'intestin sur une étendue plus ou moins grande.

La conduite à tenir varie suivant les indications qui ont fait prendre le bistouri et suivant l'état des parties. Si la laparotomie a eu un but exclusivement exploratif ou si elle a été dirigée contre le processus tuberculeux lui-même, c'est à dire, s'il n'existe ni douleurs, ni constipation opiniâtre ; si d'autres part les adhérences sont telles que l'on ait à craindre en les déchirant, de perforer l'intestin, il n'y a qu'à faire la toilette du péritoine, et refermer l'abdomen. La guérison n'en survient pas moins et complète, telles sont les obs. XXXVI, 124, 125, 130, 131.

S'il existe au contraire des phénomènes douloureux que l'on suppose devoir être rapportés aux adhérences ou à un début d'occlusion chronique, il faudra essayer de détacher ces adhérences, de libérer l'épiploon et l'intestin. Inutile d'ajouter que ce travail minutieux et délicat de libération, doit être fait avec la plus grande douceur et qu'il y a intérêt majeur à respecter les fausses membranes qui sont trop résistantes ou dont la rupture expose à la lésion de l'intestin. Ces décollements pratiqués, on pourra, à l'exemple de Schwartz, réséquer sans inconvénient la partie de l'épiploon libérée en se rappelant toutefois qu'il est très friable et se déchire facilement sous la pression du fil. Les obs. de Schwartz et de Jacobs prouvent que l'on peut sans inconvénient pratiquer ces décollements, pourvu qu'ils soient faits avec tous les ménagements nécessaires. Nous devons insister encore sur la nécessité d'une prudence extrême dans ce travail de libération, de décortication : on est exposé, en effet, non seulement à avoir une perforation intestinale immédiate (à laquelle, il est vrai, on peut remédier par une suture), mais il faut craindre encore la possibilité de fistules secondaires ; telles sont, par exemple, celles que rapportent Chaput et Mac Donnel et qui ont rapidement entraîné la mort. Ces fistules intestinales secondaires s'observent dans bien d'autres affections, à la suite de salpingites adhérentes, par exemple ; mais elles sont moins graves que celles que nous signalions tout à l'heure. Elles siègent, presque toujours en effet, sur l'S iliaque et le rectum, sur un point voisin de l'anus en somme. Celles, au contraire, que nous trouvons dans nos observations, portent dans la très grande majorité des cas sur l'intestin grêle, et parfois assez près du pylore ; il en résulte des troubles profonds dans la nutrition de l'individu, qui déjà fortement affaibli par la péritonite tuberculeuse, ne tarde pas à succomber.

Il nous reste maintenant à examiner les cas dans lesquels le péritoine viscéral adhère au pariétal. Ces adhérences sont parfois légères (comme dans le cas de Schmidt) ; on peut les détacher facilement, et la cavité péritonéale étant ouverte, on se conduit comme précédemment. Parfois au contraire, elles sont plus solides et le décollement ne peut se faire qu'incomplètement : ici encore il faudra user des mêmes soins, des mêmes ménagements et avoir le souci constant de ne pas léser l'intestin. Il faut donc savoir s'arrêter dès que ce travail devient trop dangereux, n'eut-on décollé ces adhérences que sur une étendue de quelques centimètres comme dans les observations de Terrillon et de Demons : la suppression des douleurs et la guérison complète n'en a pas moins été obtenue. Enfin, dans certain cas, l'accolement du paquet intestinal à la paroi sera si intime, si étroit, si serré, que devant la perspective d'une blessure à peu près fatale de l'intestin, il y aura intérêt majeur à resuturer immédiatement la plaie :

c'est ce qu'a fait notre maître, M. Terrier, dans un cas que nous rapportons (obs. 136).

Nous devons encore nous occuper ici du *lavage*, de la toilette du péritoine et du *drainage ;* nous serons bref, car nous en avons longuement parlé dans les formes ascitiques.

Ici encore, nous voyons que dans les cas où l'on a employé le *lavage* les guérisons ne sont pas plus nombreuses que dans ceux où on ne s'en est pas servi (5 guérisons sur 6 dans le premier cas, 15 sur 18 dans le second). Il n'est donc pas indispensable : il peut être utile pour enlever les fausses membranes ou pour arrêter une hémorrhagie en nappe.

La *toilette du péritoine*, du reste, avec des éponges ou des tampons, imbibés de liquides antiseptiques suffira le plus souvent et le sublimé à 1/1000, nous paraît être le plus indiqué. Faut-il laisser dans l'abdomen un parasiticide quelconque ? L'insufflation de poudre d'iodoforme a été faite plusieurs fois chez l'adulte et par Schmitz, chez l'enfant, sans accident ; nous croyons cependant que chez ce dernier, surtout lorsqu'il est jeune, il faut être sobre de ces procédés. Mieux vaut, si l'on veut, toucher les néoformations tuberculeuses avec du naphtol camphré, dont l'action antiseptique et antibacillaire est bien connue.

La question du *drainage* est facile à résoudre. Rien ne justifie son emploi dans les formes sèches sans adhérences. Il ne peut être question de drainer que lorsqu'on a agi sur l'épiploon ou l'intestin, lorsqu'on a décollé des adhérences étendues. La crainte d'un suintement abondant, ou d'une fistule stercorale secondaire par lésion reconnue de l'intestin, l'indiqueront au contraire ; une hémorrhagie en nappe pourra de même dicter l'emploi du tamponnement de Mikulicz. Dans les autres cas il faudra fermer complètement l'abdomen ; et si les circonstances ont exigé le drainage, il faudra faire son possible pour le supprimer au premier pansement.

Complications post-opératoires. — Nous n'avons que peu à dire à propos de ces complications ; nous avons déjà signalé les deux observations qui se rapportent à des fistules intestinales secondaires et nous avons suffisamment insisté sur leur pathogénie et leur pronostic pour ne pas nous y arrêter davantage.

Nous avons encore à rappeler ici les deux cas où il y a eu une éventration consécutive qui nécessitèrent une seconde intervention, un an et demi et deux ans après. Cela permit à Schede et à Keetley, comme nous l'avons dit, de constater de visu la guérison définitive et absolue de la péritonite tuberculeuse. Cette éventration sera évitée par l'emploi d'une suture à trois étages et par le port d'une ceinture appropriée.

IV. — Conclusions

La péritonite fibreuse sèche peut se présenter sous deux aspects différents : tantôt il n'existe que des tubercules miliaires sans adhérences (forme sèche proprement dite); tantôt au contraire on trouve des adhérences étendues entre les anses intestinales ou entre celles-ci et la paroi (forme adhésive).

La laparotomie nous paraît toujours indiquée dans la première, car c'est une forme en voie d'évolution, qui peut, par conséquent, devenir ulcéreuse et entraîner la mort du sujet.

La forme adhésive, au contraire, est une forme de guérison spontanée que l'on doit respecter en général; on peut être cependant appelé à intervenir lorsqu'il existe soit des phénomènes douloureux intenses, soit une aggravation rapide de l'état général, soit des signes de début d'occlusion chronique. Une quatrième indication trouvera parfois encore ici son application : la laparotomie exploratrice, nécessitée par l'incertitude du diagnostic.

La conduite à tenir au point de vue opératoire variera suivant les formes et suivant l'indication opératoire. Incision simple, avec lavage facultatif, sans drainage dans les formes sèches proprement dites et dans les formes adhésives, lorsque l'ouverture abdominale a été seulement faite dans le but de confirmer le diagnostic. Incision avec décollement prudent des adhérences péri-intestinales lorsque l'on veut combattre les phénomènes douloureux ou d'occlusion; toilette péritonéale, drainage suivant les cas.

Il est nécessaire dans la forme adhésive de procéder avec beaucoup de lenteur à l'incision de la paroi ou au décollement des adhérences, sous peine de léser l'intestin et d'avoir des fistules stercorales soit primitives, soit secondaires.

Faite dans ces conditions, la laparotomie a donné 100 0/0 de guérisons chez l'enfant (dont 60 0/0 peuvent être définitives) et 68,4 0/0 chez l'adulte (dont 30,7 0/0 paraissent aussi devoir être complètes).

CHAPITRE V

FORMES ULCÉREUSES

Le tubercule, avons-nous dit, au lieu de subir la transformation fibreuse, peut suivre son évolution normale et devenir caséeux et ulcéreux : il constitue, sous cette modalité, l'élément anatomique caractéristique de la forme ulcéreuse. Nous avons vu que cette péritonite ulcéreuse se présentait avec divers aspects. Tantôt l'abdomen est rempli de ces masses caséeuses qui entament fortement la séreuse et les viscères sous-jacents : des fausses membranes, couvertes aussi de tubercules en voie d'évolution, englobent toute la masse intestinale, limitant parfois une série de petites loges remplies par du liquide ascitique plus ou moins modifié ou par du pus caséeux, c'est la forme ulcéreuse sèche. Tantôt au contraire, avec les mêmes lésions fondamentales, on trouvera des collections suppurées qui seront ou généralisées ou localisées ; parmi ces dernières enfin, on distinguera parfois des suppurations enkystées dans une seule loge, ou dans plusieurs poches indépendantes les unes des autres. De là, la division des formes suppurées en généralisées, enkystées, multiloculaires et monoloculaires. Ces dernières enfin, doivent être elles-mêmes subdivisées suivant quelques localisations spéciales comme la région péri-hépatique ou ombilicale. C'est dans cet ordre que nous allons les étudier, en suivant toujours le même plan, c'est-à-dire en exposant successivement les résultats opératoires, les indications et le mode d'intervention.

TABLEAU VI. — Formes ulcéreuses.

1° *Enfants.*

OBS.	BIBLIOGRAPHIE	SEXE AGE	FORMES	COMPLICATIONS	EXAM. HIST. BACT.	INTERVENTION	RÉSULTAT
XXXIX	Caspersohn. *Centrblt., chir.*, 1890, n° 42, p. 807.	M. 14	Ulcéreuse sèche.	....	H	Incis. sublimé.......	G. 1 an.
XL	Miller. *Edinb. M. J.*, oct. 1890, p. 341....	F. 10	Suppurée généralis.	Périost. fémur..	..	Incis. lav. drain.....	G. 1 m. 1/2.
XLI	Wright. *The Lancet*, 1891, I, p. 364......	F. 1	Suppurée enkystée.	Fist. int.......	..	Incis. lav. drain.....	M. post-opér. fist. int.
XLII	Obs. personnelle........................	F. 9½	id.	id.	B	Incis. lav. drain.....	G. 8 m.
XLIII	Hedrich. *Gaz. méd. Strasb.*, août 1890, p. 90.	M. 7	Suppurée périombil.	id.	H	2 grattages drain....	G. 10 m.
XLIV	Launois. *France médic.*, 1882, II, p. 25...	F. 5	id.	....	..	Incis. lav. drain.....	G. 1 m.
XLV	Walker et Hartley. *Brit. M. J.*, 1889, I, p. 136.	M. 2½	id.	....	..	Grattage...........	G. 1 an.
XLVI	Caussade. *Rev. Mal. Enf.*, 1888.........	M. 12	Suppurée périhépatique.	Congest. pulm..	H	Résect. thorax. drain.	G. 2 m.

2° *Adultes.*

OBS.	BIBLIOGRAPHIE	SEXE AGE	FORMES	COMPLICATIONS	EXAM. HIST. BACT.	INTERVENTION	RÉSULTAT
138	Czerny. *Centrblt. f. Gynæk.*, 1890, n° 18, in *Pic.*	F. 18	Ulcéreuse sèche.	Pleur. adénite..	..	Grattage, idof.......	M. 4 m. fist. int.
139	Czerny. *Centrblt. f. Gynæk.*, 1890, n° 18, in *Pic.*	......	id.	....	..	id.	M. 4 m. tub. génér.
140	Czerny. *Centrblt. f. Gynæk.*, 1890, n° 18, in *Pic.*	......	id.	....	..	id.	M. m. tub. pulm.
141	Gardner. In *Osler*......................	F. 23	Suppurée généralis.	Pulm..........	H	Incis. lav. drain.....	M. 1 1/2 m. tub pulm.

OBS.	BIBLIOGRAPHIE	SEXE	AGE	FORMES	COMPLICATIONS	EXAM. HIST. BACT.	INTERVENTION	RÉSULTAT
142	Truc. *Th. Agrég.*, 1886.................	F.	40	id.	Pulm. pleur....	..	Incis. lav. drain.....	M. post-opér. Epuisem.
143	Labbé. *Congrès chir. Paris*, 1889........	F....		id.	....	..	Incis. lav. drain.....	G.
144	Labbé. *Congrès chir. Paris*, 1889........	F....		id.	....	..	Incis. lav. drain.....	G.
145	Muller. In *Osler*....	F.	24	id.	....	..	Incis. lav. drain.....	G.
146	Démosthène. *Congrès chir. Paris*, 1889...	M.	23	Suppurée multiloc.	Pulm..........	B	Incis. lav. drain.....	M. 2 m. 1/2. Tub. génér.
147	Kelly. In *Osler*.......................	......		Sup., enkys. monoloc.	....	..	Incis. drain.........	M. 1 an. Tub. pulm.
148	Démosthène. *Congrès chir. Paris*, 1889...	M.	24	id.	Pulm..........	B	Incis. lav. drain.....	G. 4 m. (fist. int. opér.).
149	Lawson Tait. *Transact. of Americ. Assoc. of Obst.*, 1888........................	F....		id.	....	..	....	G.
150	Czerny. In *Pic*.......................	F.	49	id. périomb.	Pulm. rén. int..	..	Sutures intestinales..	M. post-opér. Collapsus.
151	Mikulicz. *Berliner kl. Woch.*, sept 1890, n° 38.	M....		id.	Fist. int.......	..	Incis. drain.........	G. 2 ans.

Tuberculose mésentérique.

OBS.	BIBLIOGRAPHIE	SEXE	AGE	FORMES	COMPLICATIONS	EXAM. HIST. BACT.	INTERVENTION	RÉSULTAT
XLVII	Obs. personnelle.......................	M.	6	Tub. ganglionnaire.	Int. ?..........	..	Incis. lav..........	G. 11 m.
152	Czerny. In *Pic*.......................	F.	36	Lymph. tub. caséeux.	Pulm.	..	Incis. grattage., drain.	M. Périt. septique.
153	Czerny. In *Pic*...	F.	46	Lymph. tub. caséeux.	....	..	Enucléation........	G.
154	Péan. *Gaz. hôpitaux*, 1886, n° 68.......	F.	18	Lymph. tub. caséeux.	....	H	Enlevé par morcellement.	G.

I. — Résultats opératoires

A. — **Forme ulcéreuse sèche.** — Nous n'en avons trouvé qu'un cas chez l'enfant et trois chez l'adulte. Le premier, dont le microscope avait démontré la nature histologique, était encore guéri, un an après l'opération. Quand aux trois adultes (obs. 138, 139, 140), ils sont tous morts, 2 de tuberculose pulmonaire ou généralisée après 3 et 4 mois, l'autre des suites d'une fistule stercorale survenue spontanément quelque temps après l'opération.

Il est difficile de conclure avec un si petit nombre d'observations ; on peut seulement affirmer que la laparotomie a peu d'influence sur l'évolution de cette tuberculose ulcéreuse. Nous n'avons qu'un seul cas de guérison et il concerne un enfant. Nous ne voudrions pas en tirer la conséquence que tous les cas analogues guérissent chez lui ou que cette propriété curative de l'opération soit spéciale à cet âge ; ce serait une erreur profonde. La lecture de cette observation (XXXIX) peut du reste nous donner la raison de ce succès. Dans ce cas, en effet, de Caspersohn, les lésions étaient peu étendues, peu profondes, et la péritonite ulcéreuse se trouvait encore à sa période de début ; il n'est donc pas étonnant que la guérison ait pu être obtenue. Dans les autres observations, au contraire, il s'agissait de péritonites déjà anciennes avec lésions avancées et généralisées. Deux de ses malades sont morts il est vrai, non de leur affection primitive, mais d'une tuberculose pulmonaire ou généralisée ; mais l'état de leur péritoine indiquait que l'on avait affaire à une tuberculose virulente évoluant sur un organisme affaibli, sur un terrain propice, en un mot, et il était à prévoir qu'il se développerait rapidement d'autres localisations bacillaires.

Malgré ce petit nombre de faits, nous croyons cependant pouvoir conclure de leur étude que la laparotomie ne peut donner de bons résultats que tout à fait au début de la forme ulcéreuse.

B. — **Formes suppurées généralisées.** — Avant d'entrer dans l'étude des suites de l'intervention dans cette variété de péritonites, nous devons signaler quelques observations que nous avons éliminées, parce qu'elles ne nous paraissaient pas être de nature tuberculeuse. C'est ainsi que nous n'avons pas tenu compte de deux observations de Routier et de Fletwood qu'Elmassian range parmi les péritonites bacillaires : nous rapportant à la publication originale, nous avons constaté que ces auteurs n'indiquaient nullement la nature spécifique de ces collections purulentes. Trois autres chirurgiens, Elder, Hawkins-Ambler, Marcy, ont publié aussi des observations avec le titre de péritonites tuberculeuses, mais leur lecture laisse bien des doutes dans l'esprit ; le cas d'Elder se rapporte très probablement à une péritonite généralisée consécutive à une appendicite (début brusque ; douleurs aiguës avec matité dans la région lombaire et l'hypogastre, à droite ; vomissements, diarrhée ; 15 jours après, signe d'épanchement purulent intra-péritonéal, incision immédiate simple et fistule stercorale deux jours après ; guérison). L'un d'Hawkins-Ambler a trait à une péritonite suppurée post-pneumonique : c'était donc probablement une péritonite à pneumocoques ; l'autre est beaucoup trop bref pour qu'on puisse l'analyser. Enfin dans le cas de Marcy, il s'agissait d'après Adams, de Pitterfield, d'une péritonite suppurée d'origine intestinale, non tuberculeuse.

Ces dix cas éliminés, nous en avons encore six, dont un seul se rapporte à l'enfance, c'est celui de Miller où la guérison n'a été suivie que pendant un mois et demi (obs. XL).

Sur les 5 *adultes*, deux sont morts : l'un d'épuisement le 11e jour (obs. 142); l'autre de tuberculose généralisée après un mois et demi (obs. 141); ce dernier avait été reconnu histologiquement tuberculeux. Quant aux trois guérisons, elles n'ont pas été suivies.

Cela fait, en somme, deux morts sur cinq cas, soit 40 0/0, chez l'adulte, ou 33,3 0/0, si l'on y ajoute l'observation de l'enfant.

C. **Forme suppurée multiloculaire.** — Nous n'avons ici encore qu'une observation, celle de Démosthène (obs. 140) où la mort est survenue, 2 mois et demi après, par tuberculose généralisée. Il est probable que la terminaison fatale, même en l'absence de cette nouvelle infection, n'en aurait pas moins eu lieu, car à l'autopsie on a trouvé plusieurs poches suppurées, dont l'une périsplénique contenait 500 grammes de pus.

Nous pouvons ajouter, à cette observation, deux cas qui ont été opérés en 1891, à Trousseau, par M. Jalaguier (communication orale), qui rentrent dans cette variété et qui ont été, tous les deux aussi, rapidement mortels.

D. **Formes suppurées enkystées monoloculaires.** — Il est nécessaire, comme nous l'avons dit, d'étudier séparément deux de ces formes auxquelles leur localisation donne des caractères spéciaux : ce sont les péritonites péri-ombilicales et péri-hépatiques ; le troisième groupe comprend celles qui n'ont ni l'un ni l'autre de ces deux sièges. C'est par elles que nous allons commencer.

I. — *Péritonites enkystées en dehors de la région ombilicale ou hépatique.* — Les enfants nous en présentent deux exemples presque identiques au point de vue de la localisation, le kyste purulent se trouvant vers la fosse iliaque gauche et la partie correspondante de l'hypogastre : l'un est dû à Wright, l'autre nous est personnel (obs. XLI, XLII). Dans le cas de Wright il s'agissait d'un enfant d'un an chez lequel la collection purulente fut évacuée après avoir tout doucement séparé deux anses intestinales qui la masquaient : le lendemain, sortaient par la plaie des matières fécales, des aliments non digérés et la mort survenait le troisième jour.

Chez notre petite malade, la localisation était identique ; après l'issue du pus, on constata, aussi, l'existence d'une fistule intestinale pré-opératoire. La guérison fut obtenue après une période de fistule de 7 mois et persiste encore actuellement, 8 mois après. Cette enfant squelettique, qui avait des douleurs violentes avec une température vespérale de 39° à 40° est aujourd'hui forte et grasse : son ventre est partout souple, indolore et ne présente la moindre induration. Chez cette enfant, d'après la mère, le début de l'affection aurait été brusque et aurait succédé à un traumatisme. On peut se demander si elle n'avait pas une péritonite tuberculeuse lente et chronique, une de ces formes latentes que l'on observe parfois et si le traumatisme n'aurait pas fait éclater l'intestin en un point caséeux, ramolli : ainsi se serait produite cette péritonite suppurée dont le début brusque aurait été pris pour celui de l'affection primitive ; quant à sa localisation elle peut être facilement expliquée par la présence de fausses membranes préexistantes. Il n'y a aucun doute à avoir sur sa nature tuberculeuse ; les inoculations faites à un cobaye l'ont nettement démontrée.

Adultes : 3 cas rentrent dans cette forme : 1 mort, un an après par tuberculose pulmonaire ; 2 guérisons peu longtemps suivies. Parmi ces deux cas, l'un (obs. 148) qui présentait la même localisation que nos enfants, est intéressant d'une part à cause d'une lésion opératoire de l'intestin qui donna lieu à une fistule stercorale spontanément guérie après 4 mois ; et d'autre part de sa tuberculose pulmonaire coexistante qui fut améliorée par l'intervention.

Mortalité : enfants 50 0/0, adultes 33,3 0/0. Mortalité en bloc : 40 0/0.

II. — *Péritonites suppurées péri-ombilicales.* — Cette variété par sa plus grande fréquence chez l'enfant, par ses allures, sa terminaison nous présente un intérêt plus marqué que la précédente ; nous allons brièvement présenter ces particularités.

Nous n'insisterons pas sur la péritonite idiopathique péri-ombilicale de Gauderon. On a discuté maintes fois sa nature et les auteurs se basant sur l'acuité du processus, sur les caractères de la suppuration, sur l'évolution et le mode de terminaison de l'affection, l'ont tour à tour considérée comme un péritonite tuberculeuse ou une péritonite réellement idiopathique. De ces discussions interminables n'a jailli aucune lumière : tout est au contraire confus dans l'histoire de cette péritonite et elle est absolument à refaire avec les ressources de la science actuelle, c'est-à-dire avec la bactériologie ou l'histologie ; la clinique, en effet, reste absolument impuissante à différencier ces variétés.

Ceci dit, nous allons exclusivement nous occuper de la péritonite tuberculeuse péri-ombilicale. Depuis les travaux de Vallin, de Gœbel, tout le monde connaît la tendance naturelle de cette péritonite à s'ouvrir spontanément au niveau de l'ombilic, surtout chez l'enfant ; un élève de Lyon, Vacher, a récemment encore appelé l'attention sur ce point. Il a montré que la localisation des ouvertures spontanées à ce niveau, relevait de deux principaux facteurs : il y a d'une part la fréquence de foyers tuberculeux ramollis en ce point, fréquence due elle-même à la présence et l'adhérence du grand épiploon si facilement et si constamment tuberculeux chez l'enfant ; il faut faire intervenir d'autre part la minceur normale de la paroi à ce niveau, amincissement qu'exagèrent encore le tympanisme et l'ascite. Il a indiqué que cette ouverture spontanée se fait rapidement en 5 ou 6 jours et qu'il en résulte : ou bien une fistule purulente (elle n'existerait pas chez l'adulte), qui aurait une influence heureuse car elle diminuerait les chances d'ulcération de l'intestin ; ou bien une fistule stercorale qui serait au contraire toujours et rapidement fatale (de 1 à 23 jours).

Trois de nos observations concernant des enfants, se rapportent à cette forme. Nous devons faire remarquer que tous sont de nature tuberculeuse : le microscope l'a démontré pour le cas d'Hedrich (obs. XLIII) ; Walker a vu des granulatione typiques à l'ouverture de la séreuse (obs. XLV). Reste le cas de Launois (XLIV), que Pic ne reconnaît pas comme bacillaire ; évidemment, on ne peut l'affirmer puisqu'il n'y a pas d'examen histologique : mais les antécédents héréditaires et personnels de la malade, l'évolution de l'affection, la coexistence d'une adénite cervicale chronique permettent de supposer qu'elle était réellement tuberculeuse.

Sur ces 3 cas, il y a eu trois guérisons dont une persistait un an et demi après (Walker) ; deux s'accompagnaient d'une fistule purulente, le troisième d'une fistule pyo-stercorale : ce dernier n'en a pas moins guéri, quoique Vacher admette que ces cas soient toujours mortels.

Adultes : 2 cas, 1 guérison, 1 mort. Dans la première observation (obs. 151) nous trouvons encore une fistule pyo-stercorale (colique) qui guérit spontanément : 2 ans après le ventre était souple et la guérison de la péritonite se maintenait parfaite. La seconde est plus intéressante au point de vue opératoire (obs. 158) ; ici encore existait une fistule stercorale que Czerny essaie de suturer 9 mois après, mais en déroulant l'intestin il lui fait sept déchirures ; il en suture cinq, fait une entérectomie pour les deux autres ; 10 heures après la malade mourait dans le collapsus.

En résumé, nous trouvons, sur ces 5 malades, 3 fistules pyo-stercorales dont 2 ont guéri, et dont 1 est morte par le fait de l'intervention. On ne peut pas admettre pour elle le pronostic si sombre de Vacher ; ce pronostic dépend en effet, non pas de l'existences de ces fistules, mais de leurs dimensions et surtout du point de l'intestin sur lequel elles se trouvent ; plus elles seront proches du pylore, plus leur gravité sera grande, car elles porteront un obstacle sérieux à la nutrition de l'individu.

Quant aux résultats de la laparotomie, nous constatons que sur ces 5 cas il n'y a eu qu'une mort, qui a été du reste la conséquence d'une tentative de restauration d'une fistule stercorale.

III. — *Péri-hépatites suppurées.* — Nous en aurons fini avec ces diverses formes lorsque nous aurons dit un mot de ces péri-hépatites tuberculeuses suppurées. Les observations en sont peu nombreuses, et celles que nous avons pu nous procurer se trouvent dans la thèse de notre excellent collègue Canniot. Comme dans la pérityphlite tuberculeuse où les lésions primitives et primordiales se trouvent dans l'appendice et le cæcum, la péri-hépatite tuberculeuse localisée est le plus souvent secondaire à une tuberculose caséeuse du foie : trois observations de Canniot le démontrent clairement et ces cas avec les considérations cliniques et thérapeutiques qu'ils comportent ont été présentés par M. le professeur Lannelongue à l'Académie des sciences ou au Congrès de la tuberculose. Une seule observation qu'a publiée Caussade (XLVI) paraît se rapporter à une péri-hépatite tuberculeuse suppurée, sans lésion primitive de l'organe sous-jacent : c'est pour cela, que nous l'avons comptée ici ; l'intervention du reste a été suivie de guérison. Il n'en est pas de même pour les trois autres observations que nous donne Canniot : toutes se sont terminées par la mort. La gravité particulière de ces cas s'explique facilement lorsque l'on lit les observations ; dans toutes en effet, on trouve des lésions tuberculeuses hépatiques étendues, de vastes abcès caséeux qui parfois ont détruit le foie tout entier ; il s'y ajoute même des lésions pleurales et pulmonaires fort naturelles, vu la proximité des deux organes, qui viennent encore assombrir le pronostic. Cette gravité serait encore augmentée par la difficulté de déterger le foyer tuberculeux, si l'on ne pouvait aborder la surface convexe du foie grâce à la résection du bord inférieur du thorax, procédé de M. Lannelongue sur lequel Canniot a fait sa thèse inaugurale.

II. — Indications et contre-indications

Les diverses variétés de péritonites ulcéreuses peuvent se diviser en trois groupes au point de vue des indications opératoires : formes sèches, formes suppurées multiloculaires, formes suppurées généralisées ou enkystées monoloculaires.

Dans ce dernier groupe de péritonites, l'indication de la laparotomie est indiscutable et impérative ; que le pus soit enkysté ou non, il faut l'évacuer, comme s'il s'agissait d'un abcès ; tous les chirurgiens sont d'accord sur ce point. Il y a même indication à lui donner issue le plus tôt possible, p... éviter des accident généraux ou des lésions secondaires de l'intestin ou de la paroi.

L'intervention est plus discutable dans les cas de collections purulentes enkystées dans plusieurs poches indépendantes. L'opération, en effet, sera à peu près fatalement incomplète, car on ne peut, sans danger, aller à la recherche de ces divers foyers, en séparant les anses intestinales agglutinées par des fausses membranes épaisses et résistantes. La question peut cependant, croyons-nous, être tranchée comme il suit. Dans certains cas, le diagnostic de cette forme aura été erroné, c'est à dire que l'on croira à l'existence d'une seule poche suppurée : nul doute que l'on ne doive inciser dans ces conditions. D'autres fois au contraire, on aura bien nettement constaté la présence de ces loges multiples, mais une ou deux d'entre elles seront plus volumineuses et bomberont à l'extérieur ; ici encore il y aura intérêt à évacuer cette ou ces collections. On supprimera ainsi une source d'infection et il en résultera peut-être une amélioration telle que le sujet aura la force de résister à sa tuberculose et cicatrisera son péritoine. L'abstention ne nous paraît indiquée que lorsque l'on croit à l'existence de collections nombreuses et petites, disséminées dans tous les points de l'abdomen cachées souvent sous des paquets d'anses intestinales ; ces cas sont en dessus des moyens chirurgicaux, car on ne peut pas avoir la prétention d'atteindre la plupart de ces foyers.

Quant à la forme ulcéreuse sèche, nous avons vu que la laparotomie n'avait été suivie de guérison qu'une fois sur quatre malades. Cette statistique n'est guère encourageante, d'autant plus que, comme nous l'avons fait remarquer, le cas heureux se rapporte à une tuberculose ulcéreuse au début, sans lésions avancées ou profondes. C'est seulement dans des cas analogues à celui-là, tout à fait au début, que nous croyons l'opération indiquée ; plus tard l'incision abdominale aura les plus grandes chances de rester sans effet.

Nous verrons, comme nous l'avons dit, dans un dernier chapitre les contre-indications qui résultent de la co existence d'autres foyers tuberculeux sur les points divers de l'économie. Nous ferons remarquer seulement ici que la présence de ces localisations extrapéritonéales prend dans cette forme une importance considérable au point de vue pronostique. Déjà la tendance caséo-ulcéreuse de la péritonite prouve que la résistance de l'individu est bien faible ; le développement de complications pulmonaires ou intestinales montrera que cet organisme est encore moins résistant et dans ces conditions il sera prudent de différer toute intervention.

III. — Mode d'intervention

Nous serons bref sur ce mode d'intervention, car il présente peu de particularités qui lui soient spéciales.

Il est oiseux de dire que l'incision doit porter directement sur la collection purulente : elle pourra, par conséquent, dans certaines formes enkystées, ne pas être médiane.

Inutile d'insister sur l'extrême prudence avec laquelle doit être manié le bistouri, surtout lorsqu'il approche du péritoine. Comme dans les formes adhésives, l'intestin est souvent ici encore accolé à la paroi et non pas seulement dans les formes ulcéreuses sèches, mais encore dans les formes suppurées même généralisées (cas de Miller et de Gardner (obs. XL et 141) par exemple. Les tuniques intestinales présentent en outre ici une friabilité toute spéciale, par le fait de l'infiltration tuberculeuse fréquente de leur paroi. Pour éviter ces dangers, il faut inciser sur le centre même de la collection.

Il peut arriver que, même après l'incision du péritoine, le kyste purulent ne se trouve pas immédiatement sous les yeux de l'opérateur. Wright, par exemple, tombe sur des anses intestinales soudées qui masquent la cavité suppurée et il est obligé de les écarter doucement pour donner issue à une pinte de pus fétide. Les deux cas de Démosthène sont aussi fort instructifs (obs. 146, 148). Dans le premier, une ponction exploratrice avait indiqué le siège de la collection ; Démosthène incise et rencontre des adhérences intestinales étendues qu'il est obligé de séparer pour évacuer 500 gr. de pus. Dans le second, il trouve aussi un péritoine épaissi, collé contre les anses intestinales : il est alors obligé de faire une ponction exploratrice, qui lui indique que la collection est à gauche ; il insinue le doigt entre deux anses d'intestin dans cette direction et permet ainsi l'écoulement de 200 gr. de pus ; dans ces manœuvres se produit une perforation intestinale.

Il faut être sobre, à notre avis, de ces ponctions exploratrices, car elles exposent à la lésion de l'intestin ; elles doivent dans tous les cas n'être faites qu'avec des aiguilles de Pravaz. En général, du reste, l'examen répété du malade, la percussion méthodique de son abdomen suffiront à poser le diagnostic du siège exact de la collection liquide; la ponction sera inutile et ne devra être employée que pour faire connaître la nature du liquide lorsque l'on aura des doutes.

Lorsque, après l'incision du péritoine, on ne tombera pas directement sur le kyste purulent, il faudra avec beaucoup de ménagements et de précautions décoller avec les doigts deux anses intestinales dans la direction de la collection supposée. Si, malgré ce décollement, on reste toujours emprisonné dans des paquets membraneux, il faut sans hésiter refermer l'abdomen, quitte à faire dans le voisinage une nouvelle incision, si on croit l'abcès plus accessible à ce niveau.

Il est inutile de dire que le *lavage* ici est absolument indiqué, quelle que soit la variété de péritonite à laquelle on ait affaire; c'est le seul moyen d'enlever tout le pus, tous les flocons pseudo-membraneux, tous les résidus caséeux que peuvent contenir ces cavités purulentes. On aura le choix entre les divers liquides antiseptiques.

L'eau boriquée nous paraît être suffisante dans la majorité des cas, au moins chez l'enfant; on pourrait cependant employer un antiseptique plus énergique, sublimé à 1/5000e, ac. phénique à 1/100e, précédé d'un lavage d'eau salée pour empêcher l'intoxication, comme le recommande Delbet.

Il y aura même intérêt, après le lavage, à faire une *toilette* aussi complète que possible de la cavité purulente sans toutefois décoller les adhérences pour la faciliter : des éponges ou des tampons imbibés de sublimé à 1/1000e ou d'acide phénique à 1/20e suffiront le plus souvent; on pourrait même toucher les points les plus malades avec du chlorure de zinc à 1/10e (Routier).

Quant à l'insufflation d'iodoforme, son emploi nous paraît dangereux chez l'enfant; les parois des cavités en exigeraient une quantité considérable qui pourrait être toxique; la suppuration, du reste, doit entraîner très rapidement toutes les particules pulvérulentes.

Il est inutile enfin d'insister sur la nécessité du *drainage*, si l'on ne veut pas voir le pus se réaccumuler dans l'abdomen, provoquer des accidents fébriles de rétention et nécessiter une ouverture secondaire avec drainage, comme dans le cas de Miller. Quant à la méthode à employer, certains auteurs et Routier entre autres, préfèrent le drainage capillaire de Mikulicz aux drains en caoutchouc, susceptibles de léser l'intestin et de produire une fistule intestinale secondaire. Nous ne nions pas leur possibilité, mais nous croyons cependant que celles-ci sont dues bien plus souvent à une entérite tuberculeuse perforante.

Un dernier point mérite d'arrêter notre attention, nous voulons parler de ces *fistules stercorales?* Doit-on les opérer? Nos observations vont nous donner la réponse. Nous en avons colligé sept cas, dont 2 ont été rapidement suivies de mort par troubles nutritifs; 4 autres ont guéri spontanément après une durée de 4 mois (obs. 148), 7 mois (obs. n° XLII), 10 mois (obs. XLIII), un temps non précisé (Mikulicz); enfin dans un seul cas, après une période fistuleuse de 9 mois, Czerny (obs. 150) essaya d'oblitérer la fistule, et l'on sait avec quel succès : 10 heures après, la malade était morte. Ces opérations en effet sont toujours laborieuses : on a souvent des diverticules, des clapiers, des trajets tortueux, obliques, qui conduisent à une fistule fort éloignée du point où se trouve l'incision; les difficultés s'accumulent ainsi, et il faut compter encore sur les adhérences intestinales qui gênent ces recherches et sur la friabilité toute spéciale des tuniques de l'anse sur laquelle on veut opérer. Tout au plus pourrait-on tenter cette restauration pour des fistules rapprochées du pylore, car elles entraînent le plus souvent rapidement la mort.

Deux mots seulement sur la *péritonite péri-ombilicale :* il est nécessaire après la large incision de gratter, avec douceur cependant, le péritoine pariétal; si la fistule purulente persiste, on peut agrandir secondairement et gratter les trajets, sans toucher à l'intestin : c'est ce qu'ont fait avec succès Hedrich et Hartley.

B. **Complications post-opératoires.** — Nous n'en avons à signaler qu'une, c'est l'infection tuberculeuse secondaire de la plaie (Caspersohn, obs. XXXIX) qui guérit très bien par les cautérisations.

IV. — Conclusions

La laparotomie dans la forme ulcéreuse sèche donne des résultats très médiocres (mortalité de 75 0/0) : les succès ne paraissent pouvoir y être obtenus que tout à fait au début; elle est encore plus inefficace dans les formes suppurées enkystées à plusieurs loges Elle fournit un plus grand nombre de succès dans les formes suppurées généralisées et surtout dans les formes localisées.

Elle est contre-indiquée par conséquent dans les formes suppurées multiloculaires et dans les formes ulcéreuses sèches qui ne sont plus à la période de début; son indication est au contraire impérative dans toute les autres variétés.

Le mode opératoire, très simple, consistera à inciser directement sur la collection, à la laver et à la drainer, sans toucher aux adhérences.

Enfin, dans les fistules intestinales péri-ombilicales, l'abstention sera la règle et l'intervention, l'exception.

CHAPITRE VI

TUBERCULOSE DES GANGLIONS MÉSENTÉRIQUES

Le nombre des observations par nous recueillies concernant la tuberculose des ganglions mésentériques est fort restreint ; nous n'en possédons que 4 dont 3 se rapportent à des adultes. Ces dernières sont même fort différentes de celle qui nous est personnelle et qui concerne un enfant ; nous les examinerons donc séparément.

Cette tuberculose ganglionnaire se présente sous deux aspects différents : tantôt, ce sont des masses du volume du poing ou même d'une tête d'enfant, constituées par l'agglomération de plusieurs ganglions caséeux, fondus ensemble et constituant une tumeur unique ; tantôt, au contraire, un grand nombre de ganglions sont envahis par la tuberculose, mais ils restent petits et isolés et ils ne constituent jamais ces blocs volumineux de la variété précédente. Barthez et Sanné indiquent nettement ces deux formes : « Lorsque les ganglions du mésentère ont acquis un développement considérable, ils forment une masse qui peut avoir jusqu'à une ou deux fois le volume du poing, irrégulière, bosselée, dure ou mollasse, jaunâtre et formée par la réunion de ganglions devenus tuberculeux... Les ganglions mésentériques tuberculeux ne sont pas toujours aussi gros que nous venons de le dire ; quelquefois deux ou trois seulement sont volumineux et tuberculeux ; d'autres fois, beaucoup sont tuberculeux, mais petits, isolés et ne contenant qu'un ou deux tubercules ».

I. **Résultats opératoires.** — C'est à cette dernière forme que se rapporte l'observation de l'enfant que nous avons eu dans le service de M. Cadet de Gassicourt, tout d'abord et dans celui de M. Terrier, ensuite. Il avait eu, pendant son séjour à Trousseau, un épanchement ascitique qui avait disparu sous l'influence du traitement mais qui s'était rapidement reproduit; il éprouvait par intervalles, sous forme d'attaques, de violentes coliques avec réaction péritonéale intense et on avait posé le diagnostic de péritonite tuberculeuse. Au moment de l'opération, on ne trouve qu'un liquide très peu abondant qui teinte légèrement en jaune l'eau boriquée du lavage ; on ne constate sur la séreuse aucune granulation dans les parties voisines de l'incision, mais le doigt rencontre un grand nombre de ganglions hypertrophiés. Il n'existait donc pas de péritonite tuberculeuse (sous-ombilicale du moins) quoique le malade en eut présenté tous les signes ; il n'y avait qu'une tuberculose ganglionnaire qui était peut-être consécutive à une entérite bacillaire. Actuellement, dix mois après l'opération, son état reste excellent, son poids a augmenté de deux kilogr. et l'enfant peut jouer toute la journée ; il a cependant encore, sous l'influence d'écarts de régime ou d'une nourriture mal appropriée, de loin en loin, des accès de coliques intestinales avec diarrhée ; ces accidents, peuvent faire supposer qu'il a de l'entérite et peut-être de l'entérite spécifique. Il faut remarquer, cependant, que ces symptômes sont loin d'être caractéristiques d'une tuberculose intestinale ; il est fort possible qu'il n'y ait rien de tuberculeux sur son intestin et un régime sévère approprié pourrait peut-être faire complètement disparaître ces troubles digestifs intermittents.

Quant à nos trois observations d'adultes (2 obs. de Czerny, 1 de Péan), elles se rapportent toutes à la première forme, c'est-à-dire que dans toutes il existait une tumeur. Celle-ci avait le volume d'une pomme (1er cas de Czerny), et simulait un rein ectopié (2e cas de Czerny) ou la rate très hypertrophiée (Péan). Dans ces trois cas on a trouvé une masse blanc jaunâtre, molle, caséeuse ; elle a été tantôt énucléée (Czerny), tantôt enlevée par morcellement (Péan), tantôt simplement incisée, curettée et drainée (Czerny). Cette dernière malade est morte de péritonite septique, probablement consécutive à l'évacuation de l'abcès dans la cavité péritonéale. Les deux autres ont complètement guéri (dans le cas de Péan, l'examen histologique de la tumeur, fait par M. Cornil, en avait démontré la nature tuberculeuse).

II. **Indications opératoires et mode d'intervention.** — Nous n'avons pas à insister beaucoup sur les indications et le mode d'intervention.

Lorsqu'on se trouvera en présence de cette seconde forme, constituant une tumeur, le plus souvent le diagnostic exact n'en sera pas posé et l'incision que l'on fera aura d'abord pour but de le confirmer ou de le compléter ; une fois l'abdomen ouvert, on pourra, en s'entourant de précautions spéciales, si le foyer n'est pas très étendu, énucléer, extirper la masse caséeuse ; on fera en somme ici, ce que l'on fait dans les adénites tuberculeuses qni ont une autre localisation.

Faut-il opérer l'autre forme, celle dans laquelle il n'y a qu'une multitude de petits ganglions ? Nous n'avons pas assez d'observations pour savoir si la laparotomie a une influence quelconque, sur la marche de cette tuberculose ganglionnaire. Notre cas personnel, prouve cependant qu'elle est inoffensive et qu'elle n'accentue pas les lésions ; bien au contraire, notre petit malade a vu se calmer ses douleurs, il a engraissé et alors qu'avant l'opération, il ne pouvait quitter son lit, il joue actuellement toute la journée. Il semblerait donc que la laparotomie ait une influence heureuse sur l'évolution de cette tuberculose mésentérique.

Du reste, comme toutes les péritonites tuberculeuses bénéficient de l'intervention, comme d'autre part, il est très difficile de savoir si dans ces cas de phthisie mésentérique les lésions ne s'étendent pas en outre à la séreuse, nous croyons qu'il est toujours utile d'opérer. Ce n'est que dans les cas où il existerait des lésions tuberculeuses intestinales (1) bien déterminées, et étendues ou des complications pulmonaires avancées qu'il faudrait s'abstenir.

(1) Ces lésions sont communes dans la phtisie mésentérique, mais inconstantes : sur 144 cas, Barthez et Sanné les ont trouvées 44 fois absentes. *Traité des Mal. des Enf.*, t. III, p. 1258.

CHAPITRE VI

OCCLUSION INTESTINALE DANS LA PÉRITONITE TUBERCULEUSE

L'occlusion intestinale peut se rencontrer dans la péritonite tuberculeuse, et la plupart des traités didactiques en signalent la possibilité ; mais l'histoire en est à peine esquissée par ces divers auteurs et nous ne connaissons, sur ce sujet, qu'une revue de Lejars dans la *Gazette des hôpitaux* du 5 décembre 1891. Il faut ajouter cependant que certains chirurgiens ont admis depuis longtemps la nécessité de la laparotomie dans ces conditions.

Tableau VII. — Occlusion intestinale.

1° *Enfants*

OBS.	BIBLIOGRAPHIE	SEXE AGE	FORME D'OCCLUSION	FORME DE PÉRITONITE	COMPLICATIONS	EXAM. HIST. BACT.	INTERVENTION	RÉSULTAT
XLVIII	Keetley. *The Lanc.* 1890, II, p. 1028.	F. 4	Agglutination.	Fibro-adhésive	....	..	Incis. drain...	M. périt. sept.
XLIX	Poncet. In *Pic*..................	F. 11	id.	Ulcér. sèche...	Pul. Pleur.	..	Incis.........	M. post. op. collapsus.
L	Le Bec. *Inédite*..	F. 13	Pseudo-étrang.	Sèche non adhésive.	....	..	Incis.........	M. 17 m. Tub. gén.
LI	Montgomery. *Americ. Assoc. of obst.*, 1888, p. 45.	F. 16	id.	id.	....	..	Incis. lav. ponc. int.	G.
LII	Keetley. *The Lanc.*, 1890, II, p. 1028.	M. 6	id.	id.	....	..	Inc. iod. drain.	G. 2 m.

2° *Adultes.*

OBS.	BIBLIOGRAPHIE	SEXE AGE	FORME D'OCCLUSION	FORME DE PÉRITONITE	COMPLICATIONS	EXAM. HIST. BACT.	INTERVENTION	RÉSULTAT
155	Carré. *Congrès Ar. Sc. Toulouse*, 1887.	F. 28	Bride.........	Sèche non adhésive	Pulm. Int.?	..	Anus c. nature	M. post-op. Tub. aiguë.
156	Kummel. In *Maurange*..........	M. 25	id.	id.	Tub. osseuse	..	Section de bride	M. 5 m. tub. génér.
157	Lange. *New-York M. J.* 1891, p. 164.	....	id.	id.	....	..	id.	M. 1 an 1/2?
158	Barker. *Brit. M. J.*, 1891, p. 124.	F. 23	id.	Ascitique......	....	..	id. lav........	G. 1 m.
159	Lejars. *Gaz., hôp.* 5 déc. 1891	M. 34	Coudure......	Sèche non adhésive.	Pulm. alb.	..	Section de bride	M. post-op. Collapsus.
160	Duponchel. *Gaz. hebd.*, fév. 1889, p. 92.	M.	id.	id.	Pulm......	..	id.	G. 1 m.
161	Knaggs. *The Lancet*, oct. 1886, p. 718.	F. 43	Agglutination..	Fibro-adhésive	....	..	Incis.	G. 10 m.
162	Terrillon. *Semaine méd.* 1890, p. 378.	F.	id.	id.	....	..	Déchir. adhér.	M. 3 m. tub. gén.
163	Lejars. *Gaz. hôp.*, 5 déc. 1891.....	F. 28	Pseudo-étrang.	Ascitique.	....	..	Incis.........	M., post-opér. Épuisement.

I. — Étude étiologique et clinique

A. *Étiologie.* — Lejars divise en quatre groupes les causes de cette occlusion survenant dans le cours d'une péritonite tuberculeuse. Il admet : 1° l'étranglement par bride ; 2° l'étranglement par coudure de l'intestin ; 3° l'occlusion par agglutination en paquets des anses intestinales ; 4° l'occlusion par paralysie intestinale. Cette division est commode et paraît répondre aux divers cas que nous avons colligés ; nous la conservons.

Nous avons d'abord 4 cas d'étranglement par bride, qui concernent tous des adultes. Ces brides peuvent siéger partout, étrangler l'intestin grêle, comme le côlon et elles sont constituées tantôt par des fausses membranes tuberculeuses (Barker), tantôt par l'épiploon (Carré), tantôt par de vraies brides péritonéales (Kummel, Lange).

Dans la variété d'étranglement par coudure, nous avons aussi pu recueillir deux observations. Dans celle de Lejars, il existe près du duodénum une bride qui fixe, suspend et étrangle ainsi l'intestin en lui faisant faire un coude brusque ; dans celle de Duponchel (quoique moins détaillée, elle nous paraît cependant rentrer dans cette variété), il s'agit d'une péritonite tuberculeuse diaphragmatique avec bride allant du diaphragme à l'intestin et arrêtant le libre cours des matières.

La troisième variété comprend ce que Lejars appelle l'occlusion par agglutination en paquets ; il s'agit ici de péritonites fibro-plastiques sèches ou ulcéreuses, dans lesquelles les anses intestinales sont réunies et soudées par des fausses-membranes plus ou moins épaisses. De cette soudure, de cette coalescence, résultent des coudures brusques, ou des torsions de l'intestin, dont le calibre peut encore être effacé par des amas caséeux développés à ce niveau. Le mode de constitution de ces paquets, leur mode de formation toujours lent et progressif nous permet de comprendre comment il se fait que cette obstruction soit en général chronique du moins au début. Deux observations d'enfants et deux d'adultes, nous démontrent l'existence et les caractères de cette variété qui est plus fréquente dans la forme fibreuse adhésive (3 cas) que dans la forme ulcéreuse (1 cas).

Restent les pseudo-étranglements sur lesquels Poupon a insisté dans sa thèse. Ici la laparotomie ne permet de reconnaître aucun obstacle au cours des matières ; toutes les anses sont libres, également distendues et ballonnées. On referme l'abdomen. Les symptômes d'occlusion cessent brusquement ou persistent encore un ou deux jours et tout rentre ensuite dans l'ordre. Nous en avons 3 observations chez l'enfant et 1 chez l'adulte. Ces cas sont probablement dus à une paralysie intestinale passagère.

B. *Étude clinique.* — Deux mots de clinique avant d'aborder l'étude du diagnostic et de l'intervention. Nous ferons remarquer tout d'abord que nos 5 observations d'enfants ont trait à des occlusions par agglutination ou par paralysie intestinale ; il ne faudrait pas en conclure que l'étranglement par bride ou par coudure n'existent pas chez lui, car le processus pathologique qui les produit peut se rencontrer à cet âge aussi bien que chez l'adulte.

Comment se présente l'occlusion dans la péritonite tuberculeuse ? On la retrouve ici avec ses deux grandes formes, la forme chronique et la forme aiguë, trop bien connues pour que nous les décrivions. Nous ferons seulement remarquer que, malgré l'existence de la péritonite tuberculeuse, les symptômes n'en sont pas moins bien tranchés ; quelquefois même cette tuberculose péritonéale étant latente, le clinicien ne pourra être égaré.

Il est plus intéressant de savoir sous quelle forme clinique se présentent les diverses variétés d'obstruction.

La forme d'obstruction par agglutination en paquets, revêt le plus souvent la forme chronique ; cela se conçoit. Les fausses membranes ou les produits caséeux (comme Faggés en rapporte un exemple) qui enserrent ou compriment l'intestin, ne se développent pas brusquement ; et, par conséquent, le calibre du tube intestinal ne se rétrécit que lentement, ses coudures ne s'exagèrent que progressivement ; l'occlusion se prépare de longue date et des périodes de constipation opiniâtre, esquissant des formes atténuées d'obstruction, précèdent l'apparition de l'occlusion complète, définitive, aiguë. Deux de nos trois observations viennent à l'appui de ce dire. Est-ce constant ? Non, et la troisième observation (due à Keetley) tend à prouver qu'elle peut quelquefois être aiguë d'emblée. Il faut cependant faire remarquer que, si ici le début a été brusque, la marche n'a pas été très rapide, ni les symptômes d'obstruction très intenses, car la malade n'a été laparotomisée que le huitième jour. Par conséquent, on peut dire que, dans la variété par agglutination, l'occlusion est le plus souvent chronique, et que, dans les cas plus rares, où elle est d'emblée complète et définitive, elle a une marche moins rapide que dans les occlusions franchement aiguës.

Les étranglements par bride ou par coudure revêtent le plus souvent aussi la forme aiguë puisque nous la trouvons quatre fois sur six observations ; mais ce n'est pas constant et dans les cas de Carré et de Duponchel où il s'agissait soit d'un étranglement du côlon par bride, soit d'une coudure intestinale probable (Duponchel), les accidents aigus avaient été précédés d'une période assez longue d'occlusion chronique.

Quant aux pseudo-étranglements par paralysie intestinale, ils revêtent toujours la forme aiguë et si quelque chose peut les caractériser, c'est leur acuité même. C'est toujours brusquement par une vive douleur abdominale que les accidents débutent ; immédiatement les garde-robes et les émissions de gaz par l'anus s'arrêtent, le ballonnement du ventre apparaît considérable et les vomissements deviennent rapidement fécaloïdes (2ᵉ jour, Le Bec ; 3ᵉ jour, Keetley, Montgomery) ; il y a de l'oligurie très marquée (Montgomery, Keetley), de l'hypothermie (Le Bec, Keetley, Lejars) et une altération parfois telle de l'état général que l'on peut avoir « tous les signes du choléra herniaire» (Le Bec). La précocité de l'intervention indique aussi la marche rapide des accidents. Telle est l'allure de ces pseudo-étranglements, qui ne se différencient des étranglements vrais par aucun symptôme, dans le cas particulier ; on comprend dès lors qu'il ne soit possible d'en faire le diagnostic que par la laparotomie exploratrice qui s'impose.

On voit d'après ces particularités cliniques que la forme de l'occlusion ne permet jamais d'affirmer d'une façon certaine et rigoureuse la nature de l'obstacle.

L'occlusion chronique est plus spéciale à l'agglutination en paquets, mais elle ne lui est pas cependant spécifique, car elle peut se rencontrer dans les étranglements par bride ou par coudure. La forme aiguë n'est pas plus caractéristique d'une variété anatomique : elle est le mode habituel sous lequel se présentent les étranglements par bride ou par coudure ; mais elle est aussi l'expression symptomatique constante des pseudo-étranglements et elle peut être retrouvée dans l'obstruction par agglutination.

On peut encore se demander dans quelle variété de péritonite tuberculeuse on constate ces diverses occlusions.

L'occlusion par agglutination ne s'observe que dans les formes sèches fibro-adhésives ou ulcéreuses. L'examen de l'abdomen, y décelant la présence de tumeurs plus ou moins irrégulières et volumineuses, peut donc venir en aide au diagnostic de la variété d'occlusion et permettre d'affirmer l'agglutination en paquets des masses intestinales. Il faut savoir cependant que la constatation de ces gâteaux n'est pas toujours possible et dans le cas de Keetley, par exemple, on ne sentait aucune tuméfaction intra-abdominale.

Les occlusions par bride ou par coudure ont été constatées une fois dans la forme ascitique, et 5 fois dans cette forme fibreuse sèche, sans fausses membranes adhésives étendues, que nous avons déjà signalée et que Lejars appelle forme miliaire ; comme nous l'avons dit, elle est miliaire par son aspect anatomique macroscopique, mais elle ne l'est pas cliniquement, car elle n'est pas aiguë.

Quant aux pseudo-étranglements, dans nos quatre observations, ils ont été trouvés dans des péritonites tuberculeuses sèches, sans adhérences ou avec un très léger épanchement ascitique d'allure chronique du reste.

II. — Résultats opératoires

Mis en possession de ces divers détails, nous pouvons maintenant examiner quel est le pronostic opératoire de ces diverses obstructions.

Dans l'occlusion par agglutination, nous trouvons trois morts et une guérison. La malade de Poncet, opérée in extremis, succombe presque sur la table. Celle de Terrillon meurt 3 mois après de tuberculose généralisée. Celle de Keetley subit une simple laparotomie exploratrice ; les vomissements fécaloïdes persistent le lendemain, une selle spontanée survient 36 heures après et les accidents cessent ; mais elle succombe le dixième jour avec des symptômes de péritonite (septique?). A la malade de Knaggs, on ne fait aussi qu'une laparotomie exploratrice : les symptômes d'occlusion disparaissent cependant, et elle guérit de l'intervention et de sa péritonite tuberculeuse ; la guérison persistait dix mois après. Devant ces deux derniers résultats, il est permis de se demander si l'occlusion était réelle et définitive ; on ne voit pas, en effet, comment une laparotomie exploratrice pourrait faire réapparaître le libre cours des matières. Il est probable que dans ces deux cas, ou bien il s'agissait d'un de ces accès d'occlusion incomplète que l'on trouve dans l'obstruction chronique, accès qui a cédé spontanément, au moment de l'intervention ; ou bien il faut faire intervenir, ici encore, une paralysie intestinale passagère, qui est venue ajouter ses effets à ceux produits déjà par la coalescence des masses intestinales.

Dans les étranglements par bride ou par coudure, nous trouvons sur 6 cas, 4 morts dont 2 consécutives à l'opération : après 48 heures, par collapsus (Lejars) ; le 14e jour, par granulie (Caré) ; dans les deux cas, le cours des matières était rétabli. Les deux autres ont succombé, l'un à une tuberculose généralisée, 5 mois après (Kummel) ; le second à une affection intercurrente, un an et demi après, guéri de sa péritonite (Lange). Quant aux deux guérisons, elles ne peuvent compter que comme guérisons opératoires, les malades n'ayant été suivis qu'un mois.

Voyons les pseudo-étranglements : sur 4 cas, il y a une mort, le 21e jour, par épuisement (Lejars), et une autre, un an et demi après, par généralisation (Le Bec) ; les deux cas guéris n'ont été suivis qu'un et deux mois. L'observation de Le Bec nous intéresse tout particulièrement : cette enfant, sous l'influence d'efforts de toux, fait éclater sa suture le 9e jour et une anse d'intestin fait hernie à travers la plaie ; elle n'en guérit pas moins et se porte assez bien pendant un an ; elle est prise alors de symptômes de tuberculose généralisée, intestinale et pulmonaire, et succombe 17 mois après l'opération. Son autopsie est fort instructive : on ne trouve pas d'adhérences de l'intestin à la paroi, quoique la plaie opératoire ouverte autour de l'anse herniée se soit cicatrisée par bourgeonnement ; la surface péritonéale est lisse, il n'y a pas non plus de granulations à la surface de l'intestin, et l'épiploon rétracté en contient fort peu ; il existe une tuberculose ganglionnaire, mésentérique, intestinale, hépatique, pleurale et pulmonaire. Nous insistons sur l'état du péritoine viscéral et pariétal qui est trouvé lisse et sans granulations à l'autopsie, alors que ces deux feuillets étaient couverts de granulations miliaires rouges confluentes au moment de l'opération. La tuberculose péritonéale était donc guérie et l'enfant a succombé à une tuberculose viscérale.

Un dernier mot sur les suites post-opératoires de ces pseudo-étranglements. Dans nos 4 cas, on s'est borné à faire une laparotomie exploratrice et on a refermé le ventre après avoir constaté qu'il n'existait aucun obstacle au libre cours des matières. Dans tous, les accidents d'occlusion ont persisté après l'intervention, pendant 24 heures (Keetley) ; 48 heures (Lejars, Montgomery). La petite fille opérée par Le Bec reste dans un état grave pendant 5 jours : vomissements persistants, fécaloïdes de temps en temps ; haleine infecte, langue sèche ; vives douleurs abdominales ; céphalalgie, léger délire ; la première garde-robe n'est évacuée que le 5e jour, et à partir de ce moment, une transformation complète s'opère dans l'état de l'enfant qui paraît renaître et marche franchement vers la guérison. La laparotomie ne paraît donc avoir aucun effet sur la marche de ces pseudo-étranglements.

Si nous jetons maintenant un coup-d'œil d'ensemble sur ces divers résultats opératoires, nous voyons que le pronostic de l'occlusion intestinale dans la péritonite tuberculeuse est grave, puisque sur 14 cas il y a 5 morts post-opératoires ; qu'en outre, au point de vue de l'influence de la laparotomie sur la péritonite tuberculeuse dans ces conditions, sur 9 cas il y a 4 morts plus ou moins éloignées (deux il est vrai peuvent être considérés comme guéris de leurs lésions péritonéales) ; quant aux 5 succès, ils n'ont pas été suivis.

III. — Indications opératoires

Avant de passer à la question opératoire, il n'est pas inutile de discuter la question de l'indication de l'intervention dans l'occlusion. En effet, nous savons que cette intervention est inutile dans les pseudo-étranglements puisqu'il n'y a pas d'obstacle, puisque l'incision n'amène pas la cessation des phénomènes d'obstruction ; en principe, on peut donc admettre que, dans ce cas, il faut s'abstenir. Il n'en est pas de même en pratique, et l'on peut dire que l'opération s'impose dans tous les cas d'occlusion intestinale survenant au cours d'une péritonite tuberculeuse. La raison, c'est qu'aucun signe ne permet de faire d'une façon certaine le diagnostic de la variété d'occlusion ; il faut donc aller voir quelle est la cause productrice.

Nous avons déjà insisté sur la similitude symptomatique parfaite que présentaient les pseudo-étranglements et les étranglements par bride ou coudure ; rien ne les différencie ; il est donc nécessaire de toujours se conduire comme si l'on avait un obstacle à lever.

La laparatomie n'est-elle pas contre-indiquée dans la variété par agglutination en paquets ? On ne peut en effet avoir la prétention de sculpter les anses intestinales au milieu d'un tissu lardacé, caséeux et de les libérer ; il faudra donc faire un anus contre nature ou une opération plus complexe, sur un sujet parfois peu résistant, qui, s'il a une forme ulcéreuse, a bien des chances de succomber sinon aux suites de l'opération, du moins à la marche progressive de son affection ; dans certains cas même, les lésions seront si généralisées dans tout l'abdomen, qu'il sera impossible de reconnaître le siège de l'occlusion et de faire une opération désobstruante utile. Dans ces cas-là, faut-il opérer ? La réponse n'est pas douteuse et cela pour plusieurs motifs. Le diagnostic de cette variété, qui se base sur l'existence d'une obstruction chronique précédant les accidents aigus, sur la constatation de tumeurs intra-abdominales difficiles, n'est pas toujours si facile à faire ; dans l'observation de Keetley, par exemple, ces deux symptômes faisaient tous les deux défaut. Supposons cependant qu'ils existent, sont-ils absolument caractéristiques ? Non, puisque l'occlusion chronique peut exister dans les cas d'étranglement par bride ou coudure. D'un autre côté, même dans ces formes où l'on constate des tumeurs intra-abdominales, est-on sûr d'abord que ces dernières ne sont pas constituées par le grand épiploon déplacé ? peut-on affirmer que l'obstruction est toujours due à l'agglutination et qu'il n'y a pas un étranglement produit par une autre cause (bride, coudure) ? La laparotomie est en outre une opération curative ou palliative suivant le cas, elle n'aggrave jamais l'état du malade. L'intervention même dans cette forme, nous paraît donc être absolument indiquée : elle permettra de reconnaître la nature de l'obstacle, de parer, d'une façon plus ou moins heureuse, aux accidents d'occlusion ; elle pourra de plus guérir ou améliorer la tuberculose péritonéale.

En résumé, quelle que soit la variété d'occlusion qui survienne dans le cours d'une péritonite tuberculeuse, il faut toujours faire une laparotomie exploratrice.

IV. — Mode d'intervention

Nous serons très brefs sur l'opération elle-même. La laparotomie sera toujours médiane ; ce n'est que dans les cas où l'on trouvera une tumeur latérale, et où l'on supposera avoir affaire à une occlusion par agglutination que l'on pourra inciser directement sur cette tumeur (comme dans le cas de Poncet) ; des adhérences à la paroi, pourraient en effet, dans les cas d'ouverture médiane, empêcher d'arriver dans le foyer. On pourrait du reste, si pour une raison quelconque cette incision latérale était insuffisante, la faire suivre d'une autre médiane comme l'a fait avec succès Barker.

On peut se trouver en présence de sérieuses difficultés pour réduire l'intestin ; c'est dans un cas analogue que Montgomery et Terrillon furent obligés de le ponctionner plusieurs fois avec une seringue hypodermique pour évacuer les gaz ; Carré n'y réussit même pas par ce procédé et se vit ainsi conduit à faire un anus contre nature. C'est une extrême ressource dont l'application doit bien rarement se présenter lorsque l'on est bien aidé et que l'intestin est maintenu par une compresse et une main exercée.

La question de l'anus contre nature se présente encore dans la variété d'occlusion par agglutination. Si cette occlusion est franche et réellement complète, que faire ? On ne peut espérer libérer l'intestin perdu au milieu de ces amas pseudo-membraneux caséeux. Pour rétablir le cours des matières il faut ouvrir une voie au-dessus de l'obstacle ; mais comme il n'est pas facile ici de reconnaître exactement sur quelle portion de l'intestin on se trouve, en créant un anus contre nature, on s'expose à établir une fistule stercorale rapprochée du pylore ; c'est la mort par inanition à brève échéance. D'un autre côté, on ne peut guère songer à faire une entérorrhaphie entre les portions perméables, après isolement et obturation du segment où siège l'occlusion, car ce segment comprend souvent une partie étendue de l'intestin grêle. Peut-être vaudrait-il mieux faire une anastomose entre une anse d'intestin dilatée au-dessus de l'obstacle et une anse située au-dessous, qu'elle appartienne à l'iléon ou au côlon. Si dans tous les cas, soit par le fait du peu de résistance du sujet, soit par l'étendue des lésions on ne peut prendre ce parti, il ne reste plus que l'anus contre nature avec tous ses inconvénients.

V. — Conclusions

L'occlusion intestinale peut s'observer dans le cours d'une péritonite tuberculeuse avérée ou latente.

Ses causes peuvent être rattachées aux quatre groupes suivants : étranglement par bride ; par coudure ; obstruction par agglutination ; pseudo-étranglements.

Elle revêt les deux formes possibles de toute occlusion, la forme aiguë ou la forme chronique. Aucune de ces formes n'est spéciale à l'une des variétés précédentes ; rien n'indique s'il y a ou non un obstacle mécanique au cours des matières et quelle est sa nature.

La laparotomie exploratrice est donc toujours indiquée. Quant aux modes d'intervention consécutifs, ils varieront suivant la nature même de l'obstacle.

CHAPITRE VII

PÉRITONITES TUBERCULEUSES D'ORIGINE MANIFESTEMENT GÉNITALE

Nous n'avons plus qu'à examiner les péritonites tuberculeuses génitales et nous ne nous y arrêtons pas, puisqu'elles concernent des adultes et sortent du cadre que nous nous sommes tracé. Nous n'en parlons ici que pour compléter notre statistique et pour permettre au lecteur de retrouver certaines observations que leurs auteurs ont publiées sous le nom général de péritonites tuberculeuses. Nous avons divisé les cas en deux groupes : le premier comprend les salpingites tuberculeuses simples ou compliquées d'une tuberculose limitée au péritoine pelvien ; le second comprend au contraire les cas de péritonite tuberculeuse généralisée mais dont le début a été manifestement génital. Cette distinction, basée sur l'étendue des lésions, nous paraît indispensable au point de vue pronostique.

Le premier groupe donne sur 17 cas, 4 morts et 13 guérisons dont 3 ont été constatées 14 mois, 2 ans et 3 ans après. Les 4 cas de mort sont dus à une péritonite septique pour pyosalpinx, à une tuberculose pulmonaire, à une tuberculose généralisée et à une récidive locale. Mortalité de 23,5 0/0.

Le second groupe donne sur 24 cas, 10 morts, 3 améliorations, 1 récidive et 10 guérisons. Parmi ces dernières 3 ont été constatées 1 an, 2 ans et 4 ans après. Les causes de morts sont : 1 péritonite septique pour pyosalpinx, 6 tuberculoses généralisées, 2 tuberculoses intestinales, 1 péritonite tuberculeuse (non modifiée). Mortalité de 41,6 0/0.

En somme sur 41 cas, il y a 14 morts, soit une mortalité de 34,1 0/0 et 23 guérisons, soit 56 0/0. Il est inutile d'insister sur la gravité spéciale de ces formes et plus spécialement sur celle où les lésions péritonéales sont généralisées.

Voici le tableau de ces 41 cas :

1° *Salpingites et pelvi-péritonites tuberculeuses.*

Obs. 164, 165, 166. — Chandelux, in *Pic.* 3 cas ; 2 guéris. 1 amélior.
Obs. 167. — Czerny, in *Pic.* F. 48 ans. Mort de tub. génér. 5 sem. après.
Obs. 168. — Elliot. *Boston M. J.*, 1890, p. 642. Guéris. 2 ans après.
Obs. 169. — Gardner. *New-York M. J.*, 1890, I, p. 274. Guéris. 14 mois après.
Obs. 170. — Jeannel, in *Maurange.* Mort de tub. gén. après 4 mois.
Obs. 171. — Pepper, in *Maurange.* Guérison.
Obs. 172. — Reynier, in *Pic.* Guérison.
Obs. 173. — Spæth, in *Pic.* F. 35 ans. Mort par tub. pulm.
Obs. 174 à 179. — Terrillon, in *Pic.* 6 cas. 1 mort par péritonite septique, 5 guérisons.
Obs. 180. — Trzebicky, in *Pic.* F. 48 ans. Guérison persiste 3 ans après.

2° *Salpingite et péritonite tuberculeuse généralisée.*

Obs. 181. — Chandelux, in *Pic.* Mort 2 m. après tub. gén.
Obs. 182 à 184. — Czerny, in *Pic.* F. 47, 25, 33 ans. 3 morts (1 tub. gén. et 1 péritonite non modifiée).
Obs. 185. — Delagenière. Inédite. F. 28 ans. Guérison 4 m. après.
Obs. 186 à 189. — Edebohls. *Transact. of Americ. Gyn. Soc.*, sept. 1891. 3 guéris., 1 mort par tub. gén.
Obs. 190 et 191. — Gardner. *New-York M. J.*, 1890, I, p. 274. 1 guéris., 1 amélior.
Obs. 192. — Hegar, in *Maurange.* 1 guéris. 4 ans après.
Obs. 193, 194. — Homans, *Internat. med. Congress*, 1887, p. 495, nos 9 et 19 de statistique. 1 mort ; 1 guéris. 2 ans après.
Obs. 195, 196. — Lohlein. *Deustche med. Woch.*, 1889, no 32. 1 mort tub. int. ; 1 récidive.
Obs 197, 198. — Mayo-Robson. *The Lancet*, sept. 1888. 1 amélior. 1 mort tub. gén.
Obs. 199. — Sänger. *Med. Record*, nov. 1890, p. 521. 1 guérison.
Obs. 200. — Spæth, in *Pic.* F. 43 ans. Mort tub. int. 4 mois après.
Obs. 201. — Varneck. *Gaz. hebd.*, mars 1891, p. 153. Guéris. 1 an après.
Obs. 203. — Whestone, in *Maurange.* F. 20 ans. Mort, périt. non modifiée.
Obs. 204 (personnelle). — F. 21 ans, tub. pulm. préop. Péritonite guérie ; tub. pulm. non modifiée.

CHAPITRE VIII

LAPAROTOMIES FAITES DANS DES PÉRITONITES TUBERCULEUSES, SANS OBSERVATIONS

Pour être complet, nous présentons la liste des cas que nous avons recueillis et qui n'ont pas d'observations ; la plupart d'entre eux ont été communiqués dans des sociétés savantes ou se trouvent dans des statistiques de laparotomie. Nous les avons compulsés avec soin pour qu'ils ne fissent pas double emploi avec ceux qui sont déjà dans nos tableaux. Les voici :

Ahlfeld, in *Maurange*. — Mort après 1 an 1/2 (mal. interc.). Péritonite guérie.

Balls-Headley. — *Austral. M. J.*, 1889. Mort.

Bampton. — *The Lancet*, 1888, p. 21. Amélioration.

Batchelor. — *Austral. M. Gaz.*, 1890-91, p. 256. 2 cas : 1 guéris., 1 amélioration.

O'Collagham. — *The Dublin J. of med. Sc.*, 1890, I, p. 472. 2 cas : 1 mort, 1 guérison.

Croom. — *Edimb. M. J.*, may 1889, p. 1017, n° 112 de statistique. Mort après 3 semaines : perforation intestinale non opérée.

Dudley, in *Osler*. — Mort 4 ans après.

Mac Gill. — *British M. J.*, 1889, I, p. 136. Guérison se maintient 18 m. après.

Giomini. — *Raccoglitori med. Forli*, 1888, p. 201. Guérison.

Graeffe, in *Kummel*. — Guérison.

Grechen. — *Centralb. f. Gynæk.*, 1888, p. 349. Guérison (opérée par Schrœder).

Hartwig. — *Americ. Assoc. of Obst.*, 1888, I, p. 39. Guérison persistante.

Hawkins-Ambler. — *British M. J.*, 1891, p. 648. Mort. Opéré par Clarke. Tub. gén.

Homans, in *Osler*. — Guérison 1 an 1/2 après.

Imlach. — *British M. J.*, 1889, 14 décembre. Cinq guérisons.

Kœnig. — *Congrès Berlin*, 1890. 3 morts, 6 guérisons (plus 4 cas qui sont dans les tableaux).

Kummel. — *Congrès Berlin*, 1890. 6 guérisons dont 2 morts plus tard de récidive (plus 3 cas de nos tableaux).

Martin, in *Kummel*. — 2 guérisons.

Mayo-Robson. — *British M. J.*, 1889, novembre, p. 1214. 3 guérisons (plus 2 cas qui sont dans les tableaux).

Meyer. — *New-York M. J.*, 1891, p. 164. 1 guérison.

Mikuliez, in *Kummel*. — Mort après 3 mois (le second cas est dans les formes ulcéreuses, Trzebicki).

Naumann, in *Maurange*. — Mort le 14e jour. Péritonite septique.

Ruggi. — *Soc. Chir. Bologne*, 1889. 3 guérisons.

Schuckling, in *Kummel*. — Guérison persiste 15 ans après.

Schwarz, in *Maurange*. — Guérison persiste 3 ans après.

Square, in *Maurange*. — Amélioration.

Stelwagg, in *Kummel*. — Guérison 12 ans après.

Subbotir. — *Congrès Berlin*, 1890. 2 guérisons.

Cela fait 54 cas avec 11 morts, 3 améliorations, 2 récidives mortelles et 38 guérisons. Parmi elles, 2 ont été constatées après un an et demi (Homans, Mac Gill), 1 trois ans (Schwartz), une 12 ans (Stelwagg) et une 15 ans (Schuckling).

Quant aux cas de mort, ils se décomposent comme il suit : 1 péritonite septique (Naumann), 1 de tuberculose intestinale (Croom), 2 de généralisation, 5 de cause indéterminée ; reste une mort survenue un an et demi après, par affection intercurrente, et à l'autopsie, on n'a trouvé aucune trace de granulations tuberculeuses ; la péritonite était guérie (Ahlfeld). Nous aurons l'occasion de revenir sur ce point.

A cette statistique nous pourrions ajouter celle que rapporte Tscherning (*Vratch*, 1891, n° 42, p. 953) qui concerne exclusivement la littérature danoise ; il cite 16 cas dont 2 morts, 11 guérisons constatées après deux ans et 3 cas dans lesquels il y a eu soit une tuberculose pulmonaire, soit une autre affection pendant ces deux années.

Si nous additionnons tous ces cas, nous avons 70 cas, avec 15 morts et 49 guérisons ; parmi ces dernières, 16 ont été constatées après un an et demi, et paraissent devoir être définitives.

CHAPITRE IX

CONTRE-INDICATIONS COMMUNES AUX DIVERSES FORMES DE PÉRITONITE TUBERCULEUSE

Nous avons déjà, chemin faisant, indiqué les complications spéciales à chaque forme de péritonite tuberculeuse, qui pouvaient constituer des contre-indications opératoires ; nous allons maintenant examiner celles qui sont communes à toutes ces formes. Elles se rapportent à des localisations bacillaires concomitantes sur d'autres points de l'économie.

La *dissémination de ces lésions* sur un assez grand nombre d'organes est d'un fâcheux pronostic. En présence de péritonites tuberculeuses compliquées de localisations bacillaires primitives ou secondaires, portant sur plusieurs régions ou viscères (gommes sous-cutanées, adénites, foyers osseux, lésions viscérales diverses), il est à craindre que la laparotomie reste sans bénéfice. Ces malades, en effet, sont peu résistants, profondément infectés, à la veille de succomber à une tuberculose aiguë ; l'intervention ne portant que sur l'un des nombreux foyers morbides, le foyer péritonéal, restera par conséquent incomplète ; elle pourra au contraire hâter l'apparition d'une granulie. La contre-indication réside donc dans la généralisation des lésions ; c'est cette multiplicité des lésions spécifiques qui doit arrêter la main du chirurgien, car elle est l'indice de l'infection profonde d'un organisme débilité, dont la résistance est à peu près éteinte et qui a depuis longtemps abandonné la lutte contre l'invasion bacillaire.

La tuberculose, au lieu d'être disséminée, peut n'avoir frappé que deux points différents : outre la localisation péritonéale, on ne constatera alors que des altérations pleurales, ou pulmonaires ou intestinales, ou autres. La question se présente sous un jour différent et mérite d'être étudiée avec plus de détails.

Nous passons sur la coexistence de *foyers ganglionnaires* même suppurés et fistuleux, ou osseux ; ils ne contre-indiquent pas la laparotomie, lorsqu'ils ne sont ni trop étendus, ni surtout disséminés, et ce qui le prouve bien, c'est que la guérison de la péritonite a été parfaitement obtenue dans ces conditions. Nous arrivons tout de suite à d'autres localisations plus importantes, celles qui intéressent les organes thoraciques.

La *tuberculose thoracique* constitue-t-elle une contre-indication? En ce qui concerne la tuberculose pulmonaire, Maurange, Pic sont d'avis d'opérer sauf lorsqu'il existe des signes de ramollissement, et cette opinion est partagée par le plus grand nombre des chirurgiens ; Kummel, Pribram, Wheeler, par exemple, admettent qu'une légère atteinte du poumon n'est pas une contre-indication absolue. D'autres auteurs, comme Johnston et Thompson, Schwarz, Parker Sims, pensent même que l'intervention améliore les lésions pulmonaires, et ce dernier, entre autres, écrit : « Il est établi que la tuberculose pulmonaire est une indication pour et non contre l'opération, car l'amélioration rend le malade capable de mieux résister à la phtisie ; et si celle-ci est au début, la guérison peut se produire. » Quant à la pleurésie, Pic la considère comme une contre-indication, lorsqu'il y a un épanchement pleural avec fièvre; et Vierordt, quoique moins précis, paraît être moins sévère, lorsqu'il écrit : « Même lorsqu'il y a un processus tuberculeux à marche active dans la plèvre ou le péricarde, une incision péritonéale est souvent avantageuse. »

Nous partageons assez volontiers l'avis de Pic, quant à la *pleurésie*, tout en distinguant cependant les cas; lorsqu'elle est sèche ou lorsque l'exsudat est peu abondant, elle n'augmente pas la gravité opératoire : nos observations le démontrent. Dans ces cas, il peut même y avoir un mouvement fébrile assez élevé et cependant la guérison être obtenue, comme dans notre observation personnelle ; la fièvre est, alors, en effet, sous la dépendance de l'état du péritoine plutôt que sous celle de l'inflammation spécifique de la plèvre. Il n'en est plus de même, lorsque l'épanchement est très abondant et en voie constante d'accroissement, lorsqu'en somme le processus y est très étendu et en pleine évolution. C'était le cas pour une malade de Poncet (obs. 4), qui succomba le douzième jour non pas à une tuberculose généralisée comme le veut Pic (car les lésions tuberculeuses étaient limitées exclusivement au péritoine (obs. XXXVIII, th. Pic), mais à une poussée aiguë de péritonite bacillaire. Une autre observation nous est fournie par une malade de l'hôpital Bichat (obs. 7). C'était une péritonite tuberculeuse subaiguë, compliquée d'un épanchement pleural très abondant, qui, se reproduisant sans cesse, nécessita trois ponctions d'urgence dans l'espace d'un mois. L'état de la malade avait rapidement empiré : l'amaigrissement était extrême, les vomissements presque continuels, la diarrhée presque incoercible. Devant cette mort absolument fatale, à brève échéance, qui n'était plus qu'une question de jours, malgré la gravité reconnue du pronostic opératoire, on pouvait essayer une dernière chance de salut. Elle passa en chirurgie et M. Terrier la laparotomisa : la malade, sous le chloroforme, avait une teinte asphyxique, de la cyanose des extrémités, un pouls rapide et très irrégulier; malgré la rapidité de l'opération (20 minutes), elle resta dans le collapsus et mourut 24 heures après. A l'autopsie, outre une dissémination de granulations grises sur toute la séreuse péritonéale, on trouva un litre de liquide dans la plèvre droite, et, sur les deux plèvres, des granulations tuberculeuses récentes en très grand nombre ; le sommet du poumon droit seul en contenait quelques-unes, peu nombreuses du reste.

Ces deux faits se rapportent, dira-t-on, à des formes subaiguës ; ils n'en démontrent pas moins la gravité de l'opération dans ces conditions, puisque même dans ces formes et sans cette complication la laparotomie a donné des succès. Si la pleurésie sèche ou avec léger exsudat ne constitue pas une contre-indication, nous croyons qu'un épanchement pleural récent, abondant, en pleine évolution et tenace, aggrave considérablement le pronostic ; il ne diminue pas seulement la résistance de l'individu par les troubles profonds qu'il apporte à l'hématose, il indique encore que la tuberculose plus virulente ou évoluant sur un terrain propice, a profondément envahi l'économie et qu'elle est en voie de généralisation.

Les mêmes considérations vont pouvoir s'appliquer à la *tuberculose pulmonaire*. Nous avons vu que de nombreux auteurs ne regardaient pas cette complication comme une contre-indication lorsqu'elle était peu avancée ; certains d'entre eux la considèrent même, dans ces cas, comme une indication opératoire. Nos observations plaident-elles dans ce sens ?

La coexistence de ces lésions pulmonaires n'est pas fréquente chez l'enfant, puisque nous ne les trouvons signalées que 6 fois sur 52 cas; c'est un fait connu et que signalent Barthez et Sanné. Sur six cas de tuberculose pulmonaire pré-opératoire, trois ont été guéris en toute apparence, deux n'ont pas été suivis; le sixième (obs. XLIX) se rapportait à une forme ulcéreuse avec occlusion intestinale par agglutination en paquets; ce cas est trop complexe pour en tirer une conclusion. Il est important de faire remarquer que dans les trois cas qui ont été suivis de guérison, les lésions étaient légères, au début et limitées.

Pour être complet, il faut ajouter que deux enfants ont succombé plus tard à une tuberculose généralisée, mais les observations n'indiquent pas s'il existait ou non des complications du côté du poumon, au moment de l'intervention; dans aucun cas, ne s'est développé une tuberculose pulmonaire post-opératoire.

Malgré ce petit nombre de faits, on peut, croyons-nous, conclure que chez l'enfant une tuberculose pulmonaire limitée et peu avancée n'est pas une contre-indication opératoire; elle plaiderait plutôt au contraire en faveur de l'intervention, comme le veut Parker Sims.

Chez l'*adulte* nous trouvons 27 cas de tuberculose pulmonaire préopératoire sur 163 observations, soit dans 16,6 0/0 des cas. Sur ces 27, 4 n'ont pas été suivies; 5 ont été améliorées, 6 aggravées et 12 non modifiées; sur ces 12 derniers cas, 9 ont entraîné cependant la mort, mais à une date éloignée de l'intervention, ce qui permet de supposer qu'elles n'ont pas été accentuées par le fait de l'opération. Comment se présentaient les tuberculoses qui ont été améliorées? Sur ces 5 cas, 3 se rapportaient à des lésions légères, peu étendues, localisées à un sommet; 2 étaient plus avancées et à la période de ramollissement: un de ces malades (obs. 148) avait une respiration rude, des râles muqueux au sommet droit et des bacilles dans ses crachats: ces bacilles avaient disparu à la sortie; l'autre, opérée par M. Terrier (obs. 114) avait des craquements et un souffle très intense à un sommet; 21 mois après les craquements avaient disparu et le souffle était devenu très léger. Nous voyons que dans ces cinq cas, si les lésions n'étaient pas toutes absolument au début, elles étaient cependant au moins limitées. En était-il de même dans les cas qui ont été aggravés? Non, et dans les observations un peu détaillées nous voyons qu'ici les lésions soit au premier, soit au second degré étaient au contraire étendues soit aux deux sommets, soit au lobe supérieur seul pris en bloc. Il semble donc que ce n'est pas le degré des lésions tuberculeuses pulmonaires qui constitue une contre-indication, mais plutôt leur étendue et leur marche.

On peut se demander en outre si l'intervention ne favorise pas la localisation secondaire du bacille sur le poumon. Nous n'avons trouvé dans toutes nos observations que 7 cas de tuberculose pulmonaire post-opératoire : 2 ont été rapidement mortelles (2 mois), 4 ont eu une évolution lente, et une n'a pas été suivie.

Il est nécessaire d'ajouter pour compléter cet aperçu que 10 autres malades ont succombé soit à leurs lésions pulmonaires (3 cas), soit à une tuberculose généralisée (7 cas), mais les observations n'indiquent pas s'il existait des foyers multiples de tuberculose et si leur développement avait été pré ou post-opératoire.

Nous croyons utile aussi d'indiquer dans quelles formes de péritonite ces complications pulmonaires pré-opératoires sont plutôt améliorées ou aggravées. En groupant ces cas, suivant les formes, on constate qu'elles sont aggravées surtout dans la forme ulcéreuse, améliorées principalement dans les formes ascitiques. Ceci ne doit pas surprendre, puisque les formes ulcéreuses sont des formes graves, à marche rapide, qui se développent sur des organismes affaiblis, exposés par conséquent à se voir envahir de tous côtés par l'agent spécifique.

Que conclure de tous ces faits ? La tuberculose pulmonaire n'est pas une contre-indication à l'intervention, dans des conditions déterminées ; elle plaiderait même plutôt en sa faveur. Ces conditions résident pour nous plutôt dans la localisation et la marche de ces lésions bacillaires, que dans leur degré ; si elles sont limitées, si elles ont une évolution lente et chronique, elles ne contre-indiqueront pas l'incision du péritoine et cela qu'elles soient constituées par de l'infiltration ou par des tubercules en voie de ramollissement. Mais si l'on trouve au contraire les deux lobes supérieurs envahis, si cette invasion s'est faite et progresse avec rapidité, alors même qu'il n'existe pas de signe de ramollissement tuberculeux, il faut craindre, devant cet organisme en proie à une bacillose en voie de généralisation, que la laparotomie reste inefficace.

Passons à une autre complication peut-être aussi fréquente et aussi grave, la *tuberculose intestinale*. En ce qui concerne la fréquence de ces lésions, les auteurs ne sont guère d'accord : Kœnig, qui les aurait trouvées 80 fois sur 107 cas, admet que la tuberculose péritonéale est le plus souvent secondaire à celle de l'intestin ; Spillmann, au contraire, qui ne les a vues que 8 fois sur 34 cas, admet qu'elles sont secondaires aux lésions péritonéales, et il ajoute que lorsqu'il se développe de la péritonite dans l'entérite bacillaire, celle-ci est toujours localisée et circonscrite. Chez l'enfant, elles seraient aussi très fréquentes si l'on s'en rapporte aux relevés d'autopsies que nous donnent Barthez et Sanné. Mais il ne faut pas exagérer l'importance de ces statistiques, car elles concernent des cas dont l'évolution a eu une longue durée, et où par conséquent les ulcérations spécifiques ont eu le temps d'apparaître et de se développer. Quant à l'opinion de Kœnig, qui veut que presque toutes les péritonites soient secondaires à une tuberculose intestinale, nous ne pouvons pas la discuter ici ; mais nous ferons remarquer que l'inoculation primitive du péritoine peut parfaitement se faire par la voie digestive, car Dobroklonski a démontré que les bacilles pouvaient traverser l'intestin sans le léser.

Nous insisterons plus volontiers sur la difficulté du diagnostic de cette complication. L'entérite tuberculeuse se traduit cliniquement par une diarrhée persistante et rebelle, noirâtre parfois par le fait d'hémorrhagies intestinales légères, sans douleurs ou accompagnée de coliques sourdes (Lyon), réveillées par la migration des aliments et localisées surtout sur le trajet des côlons (Boulland). Ces symptômes sont loin d'être pathognomoniques. Tout d'abord, la diarrhée n'est pas constante; elle peut faire complètement défaut malgré la présence de larges et nombreuses ulcérations ou même être remplacée par de la constipation (Barthez et Sanné). Son existence, du reste, n'est pas absolument liée à celle de lésions intestinales spécifiques; en effet, on la retrouve continue et rebelle dans des cas de péritonite tuberculeuse simple ou compliquée d'entéro-colite catarrhale (fréquente dans l'espèce, chez l'enfant). Quant aux phénomènes douloureux, ils ne sont pas plus caractéristiques et ils existent très nettement marqués dans plusieurs observations de péritonite tuberculeuse ordinaire. Le melæna seul permet d'affirmer, chez l'enfant, les ulcérations tuberculeuses de l'intestin.

Cette complication constitue-t-elle une contre-indication à la laparatomie ? Non, pour Kœnig, puisqu'il admet que les lésions péritonéales sont le plus souvent secondaires à celles de l'intestin. De nombreux auteurs sont d'un avis contraire. Pribram, Vierordt, Wheeler et Pic regardent ces lésions intestinales comme une contre-indication absolue et formelle ; Croom et Cabot déclarent que dans ces conditions, l'intervention ne peut être que palliative. Nous n'envisageons, bien entendu ici, que les cas de tuberculose intestinale étendue ; nous mettons de côté ceux dans lesquels les lésions sont limitées, les typhlites par exemple. Ces entérites bacillaires localisées peuvent être susceptibles d'une intervention dans des conditions qui resteraient à déterminer et plusieurs cas de résection intestinale suivie de succès ont été publiés.

Peu de nos observations signalent cette complication ; nous n'en avons que trois cas, chez les enfants, se rapportant à des formes ulcéreuses suppurées ou péri-ombilicales ; deux ont guéri, le troisième a succombé par le fait de sa fistule intestinale haut placée sur l'intestin grêle. Nous ne pouvons malheureusement pas nous baser sur ces trois faits, qui se rapportent très probablement à des tuberculoses intestinales localisées, pour tirer des conclusions fermes au point de vue des contre-indications ; on peut seulement dire que ces lésions limitées ne diminuent pas la valeur curative de la laparotomie. Soit dit aussi en passant, ces 3 seuls cas sur 52 obs., prouvent que cette entérite bacillaire n'est pas aussi fréquente qu'on le prétend, ou bien que les opérateurs se sont abstenus lorsqu'ils se sont trouvés en face d'elle et l'ont diagnostiquée.

Nous en trouvons 6 cas chez l'adulte : 3 dans les formes ascitiques, 1 dans les formes sèches, 2 dans les formes ulcéreuses ; 3 sont morts rapidement ; chez le quatrième la péritonite a seulement été améliorée ; dans le cinquième le décès est survenu 6 mois après l'opération par le fait de l'entérite tuberculeuse, l'ascite était guérie (obs. Reuss-Billin 26). Enfin le sixième cas (obs. 151) se rapporte à une péritonite ulcéreuse péri-ombilicale avec fistule côlique spontanée qui guérit aussi très bien après l'incision. Ce dernier, comme nos observations d'enfants, concerne une entérite tuberculeuse localisée ; il est par conséquent justiciable des remarques que nous avons faites ci-dessus.

Que conclure de ces faits ? La tuberculose intestinale est une complication grave qui expose l'individu à des perforations de l'intestin et à des fistules stercorales secondaires entraînant souvent la mort ; lorsqu'elle est localisée, elle est susceptible de guérison et ne contre-indique pas l'opération de la péritonite (la laparotomie, souvent il est vrai dans ces cas, est urgente puisqu'il existe une péritonite suppurée) ; lorsqu'elle est étendue, par les troubles profonds qu'elle apporte dans la nutrition de l'individu, elle aggrave le pronostic opératoire ; et si la laparotomie paraît même dans ces cas pouvoir guérir l'ascite (obs. de Reuss-Bilin), elle reste sans influence sur l'évolution des lésions intestinales, qui enlèvent consécutivement le malade ; cette laparotomie n'est plus alors que palliative, comme le disent Cabot et Croom.

Une dernière complication nous reste à examiner, l'*albuminurie* chez l'enfant. Nous trouvons deux cas chez l'enfant, dans lesquels les urines contenaient ou des traces (cas de Schmitz) ou un anneau assez épais d'albumine (cas de Poncet). La guérison complète n'en a pas moins été obtenue et cette albuminurie disparaissait dix jours après l'opération chez le malade de Poncet. Chez l'adulte, nous la trouvons signalée dans 4 observations, toutes suivies de mort ; mais ces décès ont eu une cause indépendante de cette complication qui ne paraît pas avoir aggravé l'intervention. Il en est ainsi, même pour la malade de Czerny (obs. 150) qui avait dans ses urines de l'albumine abondante et des cylindres hyalins, et présentait en outre des lésions pulmonaires et intestinales ; aussi, n'est-il pas étonnant de la voir succomber quelques heures après l'ouverture de l'abdomen.

Pour tirer de l'existence de cette complication toute sa valeur pronostique, il faut savoir quelle en est la cause productrice. L'albuminurie n'est pas un synonyme de néphrite, même chez les tuberculeux. Le Noir, qui a étudié cette albuminurie chez les phtisiques, nous apprend que dans les cas où elle a été constatée pendant la vie, on trouve à l'autopsie 13 fois sur 100 les reins normaux, 50 fois le gros rein blanc, 31 fois le rein congestionné, 6 fois le rein tuberculeux ; quant aux causes qui la produisent, en dehors des lésions rénales, le même auteur les attribue à l'hyperthermie, aux troubles gastro-intestinaux, aux altérations hépatiques, aux troubles de la nutrition générale ou à la cachexie tuberculeuse. Cette statistique se rapporte il est vrai à des cas de tuberculose pulmonaire et non péritonéale, et comme aucun travail du même genre n'a été fait à propos de la péritonite bacillaire, on ne peut pas affirmer que ces mêmes proportions se retrouveraient ici. Les conditions ne sont pas cependant si dissemblables pour qu'il puisse y avoir un grand écart. Du reste, nous ne voulons appeler l'attention que sur la rareté relative de la néphrite tuberculeuse ; or, à notre avis, c'est la seule complication qui pourrait contre-indiquer la laparotomie. L'opération, en effet, guérissant la péritonite, supprimera ces causes dyscrasiques d'albuminurie que signale Le Noir ; elle pourra même atténuer ces congestions rénales, ces néphrites parenchymateuses créées et entretenues par l'infection bacillaire et prévenir en outre le développement de la dégénérescence amyloïde.

La néphrite tuberculeuse seule peut être considérée comme une contre-indication, mais le diagnostic de cette néphrite est toujours difficile : il devra être basé sur l'augmentation du volume du rein ; sur l'existence de pseudo-coliques néphrétiques se terminant par l'expulsion d'un caillot de sang ; sur l'hématurie ; sur la polyurie intermittente avec albuminurie transitoire et diminution dans l'excrétion des chlorures; enfin, sur la constatation du bacille dans les urines (Coffin) ; mais ces symptômes se trouvent rarement réunis et le dernier seul permet d'affirmer l'existence de cette néphrite tuberculeuse.

Si nous jetons maintenant un coup d'œil d'ensemble sur les contre-indications de la laparotomie dans la péritonite tuberculeuse, se rattachant à d'autres foyers bacillaires, nous voyons qu'il faut avant tout tenir compte de l'étendue et de la marche de la tuberculose dans ces localisations extrapéritonéales. Les lésions localisées, évoluant lentement, peuvent être profondes et autoriser cependant l'intervention. Lorsqu'elles sont, au contraire, disséminées sur plusieurs points de l'organisme, lorsqu'elles prennent dans les autres foyers une extension grande et rapide, l'opération doit être différée. Les malades profondément débilités, en proie à une infection bacillaire sans cesse croissante, ne peuvent retirer aucun bénéfice de la laparotomie : celle-ci reste impuissante, et fût-elle curative, les malades n'en seraient pas moins emportés à brève échéance par une tuberculose généralisée, pulmonaire, intestinale ou méningée.

CHAPITRE X

MODE D'ACTION DE LA LAPAROTOMIE DANS LA PÉRITONITE TUBERCULEUSE

La péritonite tuberculeuse est curable par la laparotomie : la persistance de guérisons prolongées, des examens cadavériques, des interventions secondaires sur l'abdomen, viennent le démontrer. Nous rappellerons, par exemple, que l'on a constaté des guérisons après 11 ans (Czerny), 12 ans (Stelwagg, Letiévant), 14 ans (Petri), 15 ans (Schuckling) et 25 ans (Spencer Wells) ; que dans les cas d'Ahlfeld et d'Hirschberg, de Le Bec, où la mort est survenue 8 mois et 1 an et demi après, on a trouvé le péritoine absolument net et sans granulations ; que dans ceux d'Hofmolk et de Reuss-Bilin, il n'y avait pas non plus, lors de l'autopsie, de reproduction de liquide ; enfin, que dans un cas d'Osler, on a surpris les tubercules en voie de transformation fibreuse. Cette curabilité est encore prouvée par des laparotomies secondaires faites pour des récidives supposées ou pour des éventrations consécutives. Parmi les premières, il faut signaler les cas de Ceccherelli et de Lohlein, dans lesquels ces deux chirurgiens ont nettement constaté que la péritonite était en voie de guérison et le dernier n'a trouvé que des tubercules fibreux, inertes, sans bacilles. Les deux observations les plus remarquables sont celles de Keetley et de Schmitz ; nous les avons déjà indiquées. On y voit que Keetley et Schede intervenant pour une éventration consécutive à une laparotomie qui avait été dirigée contre une péritonite tuberculeuse, ont directement constaté que le péritoine avait repris son aspect absolument normal et ne présentait pas la moindre trace de granulations.

La laparotomie est donc curatrice, mais quel est exactement son mode d'action ? Bien des hypothèses ont été émises pour expliquer cette influence : beaucoup sont ingénieuses mais elles ne résistent pas à la critique et il n'est pas encore possible de déterminer quel est le mécanisme intime de cette action modificatrice. Voici les principales :

Pour Lauenstein, la sécheresse et la lumière étant nuisibles au bacille, la laparotomie n'agirait que par la soustraction du liquide et par l'exposition du péritoine à la lumière solaire. Pour Cameron « l'action curative s'obtient en enlevant les ptomaïnes, qui résultent de l'évolution du bacille dans le tubercule, accumulées dans le liquide ascitique et dont l'absorption favorise indubitablement la propagation de la maladie dans d'autres organes ». Van de Warker admet que le tubercule détermine par sa présence sur la séreuse un processus phlegmasique, que le péritoine enflammé est un excellent terrain de culture pour le bacille ; combattre ce processus inflammatoire, c'est favoriser la régression de l'infection spécifique. Pour Vierordt, l'incision abdominale agit surtout en combattant l'ascite : elle supprime ainsi les gênes circulatoire et respiratoire, fait cesser l'influence paralysante de la séreuse enflammée sur les muscles sous-jacents (d'où auto-intoxication par rétention du contenu intestinal).

Le plus grand nombre des auteurs, et Kœnig, Cabot, Ceccherelli, Alexandroff, Pic entre autres, admet que la laparotomie favorise seulement la régression et la transformation fibreuse du tubercule. C'est le seul point qui soit réellement établi et qui paraisse devoir être hors de toute contestation. Nous avons vu du reste, que dans un cas dû à Osler on a pu surprendre ce travail au moment de sa production : à l'autopsie de cette malade, qui avait succombé 4 mois après la laparotomie, à une pneumonie, on a trouvé sur la séreuse des granulations petites, dures et pigmentées, entourées par un tissu épaissi, de formation cicatricielle ; au microscope, ces tubercules étaient composés de nodules très fibreux, mais il persistait encore quelques bacilles et cellules géantes.

Mais comment l'incision favorise-t-elle cette transformation fibreuse? Cabot reconnaît que le processus d'arrêt est l'encapsulation scléreuse et l'étouffement consécutif du nodule bacillaire. Dans la tuberculose péritonéale, les tubercules ne sont pas entourés de tissus qui peuvent jeter une gaine fibreuse autour d'eux ; ils baignent au contraire dans des liquides propices à leur développement. L'incision supprime ce liquide, permet aux feuillets péritonéaux de devenir adhérents ; les tubercules se trouvent ainsi emprisonnés dans les tissus et le processus d'encapsulation peut alors commencer. Cette manière de voir repose sur le développement rapide d'adhérences séreuses post-opératoires ; elle est confirmée par les observations d'Alexandroff, de Ceccherelli, de Wheeler entre autres où une seconde laparotomie, faite peu après la première, permit de constater une symphyse péritonéale molle et récente.

Faut-il admettre avec Pic que les tuberculoses qui guérissent ont une virulence atténuée et sont par conséquent peu résistantes à un processus réactionnel provoqué dans les tissus voisins par l'intervention ; que les exsudats aseptiques se formant au niveau de la plaie sont un point d'appel analogue à un centre de cristallisation pour les exsudats pseudo-membraneux ?

Faut-il reconnaître, avec Poncet, que les lavages, les poudres antiseptiques produisent une irritation aseptique de la séreuse et donnent naissance aux accidents inflammatoires nécessaires pour déloger l'inflammation bacillaire et produire la guérison ?

Le nombre des théories ne manque pas, on le voit ; il est difficile cependant de savoir exactement comment agit la laparotomie dans cette péritonite tuberculeuse. Celles qui reposent, en effet, sur la présence de l'ascite et sa soustraction opératoire ne peuvent guère être acceptées, puisque l'intervention guérit aussi les formes sèches et les formes ulcéreuses ; il ne faut pas non plus faire jouer un rôle trop important à l'emploi des lavages ou des poudres antiseptiques, car bien des succès ont été obtenus sans que l'on ait eu recours à eux. Un seul point nous paraît absolument démontré, c'est que la laparotomie favorise la régression et la transformation fibreuse des tubercules ; reste à trouver pourquoi l'incision peut ainsi dévier le nodule tuberculeux de son évolution normale qui est la caséification. Nous avouons que nous n'avons pas d'idée personnelle arrêtée sur ce point ; tout ce que nous pouvons dire, c'est qu'après la laparotomie, se développent des adhérences généralisées et étendues qui doivent jouer un rôle important dans la formation secondaire de cette sclérose périnodulaire.

CONCLUSIONS GÉNÉRALES

Nous avons recueilli 326 cas de péritonites tuberculeuses traitées par la laparotomie : 52 concernent des enfants, 274 ont trait à des adultes.

Sur les 52 observations *d'enfants* il y a eu 7 morts et 45 guérisons, dont 9 persistaient après un an et 2 après 2 ans, ce qui donne 13,4 0/0 de morts et 86,6 0/0 de guérisons dont un peu plus d'un quart peuvent être comptées comme définitives. Sur les 274 observations d'*adultes* il y a 77 morts, 21 améliorations ou états stationnaires et 176 guérisons, dont 21 persistaient après un an et 30 après 2 ans; cela fait 28,1 0/0 de morts et 64,2 0/0 de guérisons dont un peu plus d'un tiers paraissent devoir être définitives.

Malheureusement rien ne prouve que toutes ces observations se rapportent à de vraies péritonites tuberculeuses; nous avons donc cru utile de rassembler tous les cas où l'examen histologique ou bactériologique avait démontré la nature réelle bacillaire de l'affection. Sur 18 observations d'*enfants* concernant des péritonites reconnues tuberculeuses par le microscope ou par les inoculations, il y a 18 guérisons dont 2 se maintenaient après un an, 3 après un an et demi, 1 après 2 ans; ce qui donne 6 guérisons sur 18 (ou 1/3 qui paraissent assurées. Sur 33 observations identiques d'*adultes*, nous trouvons 22 guérisons dont 4 persistent après un an et 4 après 2 ans, soit 36,3 0/0 qui paraissent aussi devoir être définitives. Ces faits sont peu nombreux; ils ne nous autorisent pas moins croyons-nous à poser cette conclusion générale que la laparotomie a une influence curatrice incontestable sur la péritonite tuberculeuse et qu'elle est de beaucoup supérieure au traitement médical.

Mais toutes les formes de péritonite tuberculeuse ne sont pas justiciables de l'intervention, et nous n'avons qu'à rappeler, à ce propos, les *indications* que nous avons déjà posées.

La laparotomie nous paraît absolument *indiquée* dans :

1° Toutes les formes ascitiques, chroniques, subaiguës ou aiguës (quoiqu'elle puisse n'être que palliative dans ces derniers cas);

2° Toutes les formes fibreuses sèches proprement dites et dans les formes fibro-adhésives lorsqu'il existe des phénomènes douloureux sérieux, ou un début d'occlusion chronique, ou lorsque l'état général s'aggrave ;

3° Toutes les formes suppurées, généralisées ou enkystées uniloculaires ;

4° Tous les cas d'occlusion intestinale survenant dans le cours d'une péritonite tuberculeuse ;

5° Tous ceux où le diagnostic est hésitant et incertain.

La laparotomie est *contre-indiquée* dans :

1° Toutes les formes fibro-adhésives, qui évoluent, sans troubles digestifs et sans douleurs, vers la guérison ;

2° Toutes les formes ulcéreuses sèches (sauf à la période de début) ;

3° Toutes les formes suppurées enkystées multiloculaires,

Elle est *discutable* dans la tuberculose mésentérique pure, nettement diagnostiquée.

L'existence de foyers bacillaires extra-péritonéaux ne *contre-indique* l'opération que lorsqu'ils siègent sur l'intestin, ou lorsque leur développement et leur marche rapide indiquent que la tuberculose est en voie de généralisation ; cette généralisation peut, du reste, ne se traduire tout d'abord que par une température élevée, qui ne dépend pas de l'état du péritoine : cette fièvre, dans ces conditions, devient une contre-indication formelle.

Quant au mode d'intervention, il est très variable, suivant les formes de péritonite tuberculeuse auxquelles on s'adresse.

OBSERVATIONS

I. — ENFANTS

OBSERVATION I. — *Péritonite tuberculeuse à forme ascitique. Laparotomie. Mort*, par le Dr MONNIER, chirurgien du service des Enfants de l'hôpital St-Joseph.

La nommée L. Guéguen, âgée de 11 ans, entre le 7 avril 1891, salle Ste-Berthe, n° 8.

A eu une tante qui a été atteinte de péritonite tuberculeuse. D'une bonne santé habituelle, elle a été prise le 25 mars dernier de douleurs vives dans le ventre, avec perte des forces, abattement et amaigrissement rapide. Vers le 1er avril, le ventre commença à augmenter de volume.

État à son entrée, le 7 avril. — Facies franchement péritonéal : yeux excavés, traits tirés, nez pincé, etc. ; ventre ballonné, tendu, mais indolent ; léger degré d'ascite. Les veines sous-cutanées sont très distendues ; la cicatrice ombilicale fait une saillie notable. Inappétence, pas de vomissements, mais diarrhée assez abondante. Fièvre intense : T. 39°,5, le matin et 40° le soir. Pas de symptômes pulmonaires. Traitement : onctions avec pommade résolutive et cataplasmes.

16 avril. Pas de changement jusqu'à ce matin où il s'est produit un vomissement bilieux. Potion Rivière, glace.

Le 17. Vomissements porracés incoercibles : agitation extrême, facies très altéré. Le pourtour de la cicatrice ombilicale, et celle-ci, ont pris une coloration rougeâtre.

Le 19. La coloration rouge est devenue plus intense comme si le péritoine contenait une collection purulente prête à s'ouvrir une issue. L'ascite qui nous semble avoir subi la transformation purulente a augmenté. L'état général s'est encore aggravé et la mort paraît peu éloignée. T. 40°.

Anesthésie chloroformique. Lavage antiseptique soigné de la région hypogastrique. Incision, en ce point, de 6 centim. : épaisseur considérable du péritoine pariétal. Issue de plusieurs litres de liquide absolument citrin, mais dans lequel flottent quelques fausses membranes. Le péritoine viscéral ainsi que le pariétal sont criblés de granulations tuberculeuses : l'épiploon est rétracté dans la région épigastrique : toutes les anses intestinales sont adhérentes entre elles et forment un gâteau flottant au-dessus du liquide qui remplit la totalité du petit bassin et une partie du grand. Après évacuation du liquide, lavage complet et prolongé de la cavité péritonéale avec de l'eau filtrée et bouillie, puis avec une solution phéniquée au centième, que nous faisons arriver dans tous ses recoins à l'aide d'une longue canule en verre. Avec des éponges artificielles nous enlevons le liquide d'injection qui reste dans le pelvis et essuyons en même temps quelques anses intestinales, mais nous n'insistons pas car il n'y a que quelques fausses membranes de minimes dimensions. Suture en étages de la paroi abdominale. Pansement iodoformé.

Le 20. Nuit calme et bonne ; facies meilleur ce matin : « je me trouve bien », dit l'enfant.

Le 21. Dans la soirée d'hier l'agitation a repris : douleurs abdominales, surtout hypogastriques arrachant des plaintes incessantes à la malade, malgré la glace sur le ventre. T. le soir, 41°.

Le 22. Mort vers la fin de la journée dans le collapsus. L'autopsie n'a pu être pratiquée.

Observation II. — Fr. Treves. *Clinic. Soc. of London*, octobre 1887. *The Lancet*, 1887, II, p. 918.

Enfant de 14 mois : L'ascite était si abondante que le malade était presque suffocant.

A la section du péritoine, on aperçoit des tubercules. Le traitement parut d'abord modifier les caractères de l'inflammation subaiguë et pendant un certain temps il y eut une amélioration ; mais la terminaison fatale fut seulement éloignée. Une amélioration suivit l'injection d'une pinte d'une solution de 8 grammes 70 de teinture d'iode dans de l'eau à une température de 37 0/0, et pendant trois semaines l'enfant parut mieux. A l'autopsie on trouva une tuberculose miliaire généralisée.

Observation III. — Black. *British med. Journ.*, 1891, 21 march, p. 648.

Une fille de 15 ans est prise de symptômes de tuberculose pulmonaire aiguë ; transport brusque de l'inflammation du poumon au péritoine, qui rapidement se remplit de liquide.

L'opération fut suivie d'une grande amélioration et d'une hâtive guérison.

Observation IV. — O'Callagham. *Roy. Acad. of med. in Ireland*, 22 février 1889. *The Dublin J. of med. Sc.*, 1890, I, p. 472 et 535.

James G..., 15 ans, entre à l'infirmerie du comté de Carlow le 7 juin 1888. Pas d'antécédents héréditaires, ses parents sont tous vivants, sauf sa mère qui est morte d'une fièvre. Aspect du malade : émaciation générale, facies pâle, cercle noir autour des yeux, avec rougeur brillante des pommettes ;

respiration précipitée ; abdomen très distendu, mais symétrique ; coliques sourdes, qui n'ont jamais été très vives, qui vont et viennent pendant quelques heures, nuit et jour ; douleur à la pression plus ou moins vive ; appétit nul ; il ne peut prendre qu'une petite quantité de liquide qu'il vomit même fréquemment ; constipation. Urine peu abondante. Peau sèche et rude. Il souffre ainsi depuis un mois, et attribue sa maladie à un coup de tête qu'un enfant lui aurait donné dans la région stomacale, en jouant au foot-ball.

Il me fut envoyé comme un cas d'ascite d'origine hépatique et à ce moment, pensant que cela pouvait être, je le traitai pour une maladie de foie, et le fis badigeonner avec de la teinture d'iode matin et soir. Cependant son état s'empirait, et la diarrhée survenait. Tenant compte des particularités du cas, de l'âge du malade, de l'état des principaux organes, je conclus, dans la première semaine de son entrée, que c'était une péritonite tuberculeuse, et que la seule chance de salut était une intervention opératoire. A ce diagnostic, son premier médecin M. O'Meara donna son approbation et il eut l'obligeance de l'anesthésier (éther).

Le pouls était à 98, faible, filiforme ; la température variait de 37°,7 à 38°,3.

Je fis une incision sur la ligne médiane, à égale distance entre le pubis et l'ombilic, juste suffisante pour admettre mon doigt, et il s'écoula rapidement un gallon ou plus de liquide lactescent, séro-purulent. En renversant le péritoine, je le trouvai couvert de petits nodules miliaires. En introduisant mon index dans chaque direction, je constatai ce même état sur tous les organes. Avec quelques petites difficultés dues aux adhérences, je développai une portion de mésentère qui me parut analogue à du « frai de poisson » ou à « l'intérieur d'une figue ». Je lavai la cavité péritonéale avec de l'eau chaude, en massant l'abdomen, jusqu'à ce que le liquide ressortît clair : alors, tournant l'enfant sur le côté, j'évacuai ce liquide le mieux possible. Je plaçai deux points de suture. Je couvris l'enfant avec de la laine, et on le mit au lit.

A l'exception d'une légère élévation de température le troisième jour, avec nausées et tympanisme, qui disparurent immédiatement avec un lavement térébenthiné suivi de sedlitz, la guérison a progressé d'une façon ininterrompue. La troisième semaine il était debout, et avait déjà l'énorme appétit qu'il possède encore.

Vous avez vu l'autre soir qu'il n'y avait plus de traces de sa maladie passée, et il va maintenant rejoindre son frère en Australie (dix mois après l'opération).

Observation V. — Roosemburg, Feetsbundel a F. C. Donders, Amsterdam, 1888, p. 211.

Un garçon de 15 ans, sans tare héréditaire, depuis 3 mois avait des douleurs dans le ventre dont le volume se développait de plus en plus.

A son entrée, l'abdomen très tendu, élastique était nettement fluctuant les poumons et le cœur normaux, ainsi que les urines. Température le matin 37°,9 et le soir 38°,6. On pose le diagnostic de péritonite tuberculeuse.

Laparotomie le 2 avril 1887. Le péritoine pariétal est opaque, très épaissi (2 à 3 millim.), recouvert d'une masse énorme de nodules rouges, grisâtres, dont quelques-uns sont plus jaunâtres; entre le péritoine pariétal et viscéral il existe de nombreuses adhérences membraneuses. 4 litres de liquide clair s'écoulent par l'incision. Occlusion de la cavité abdominale sans toilette spéciale; sorti 3 semaines après.

Un an après il est encore bien portant.

Le diagnostic de péritonite tuberculeuse fut confirmé par l'examen d'un fragment du péritoine pariétal par le professeur Mac-Gilavig.

Observation VI. — Vinay et Poncet, in thèse de Pic.

J. Al. G..., 15 ans, entré le 21 septembre 1889, dans le service de M. le Dr Vinay. Père et mère bien portants. Une sœur morte de maladie inconnue; quatre frères et sœurs actuellement vivants. Rougeole dans l'enfance.

Au mois de décembre 1888, affection qui ressemble fort à la scarlatine, mais qui n'a pas été constatée par un médecin. Depuis cette époque, le malade n'a pas repris son travail. Au mois de février 1889, son ventre a commencé à enfler; jamais d'œdème des jambes ni de la face. Un médecin appelé à ce moment trouve de l'épanchement dans le péritoine et fit le diagnostic de péritonite. L'enfant ne toussait pas et n'a jamais craché de sang. Il se plaignait seulement de points au niveau de l'épanchement, tantôt à droite, tantôt à gauche; jamais de vomissements ni alimentaires, ni bilieux. On applique un large vésicatoire, on donne du lait et des diurétiques; l'épanchement disparaît au mois d'avril, et l'enfant reprend son travail au mois de mai.

Bonne santé jusqu'au mois d'août dernier (1889).

A cette date, le malade se plaint d'un point de côté à droite, et d'une douleur dans le ventre, toujours à droite, surtout à la pression. L'appétit n'a pas diminué. Pas de vomissements.

Le malade entre à l'hôpital le 21 septembre. Le ventre est légèrement tendu et peu douloureux; toutefois la rénitence est peu accusée.

Amaigrissement peu sensible; les digestions sont bonnes et l'appétit conservé. Il y a des alternatives de diarrhée et de constipation. Pas de sueurs nocturnes. On ne constate rien aux poumons.

Sorti le 6 octobre 1889.

Novembre 1889. Le ventre, augmentant toujours de volume, on fait au malade, chez lui, une ponction à gauche; issue de deux litres de liquide sanguinolent.

29 mars 1890. Le malade rentre. Ventre volumineux, proéminent; rénitence marquée; matité générale sauf dans les flancs, où il y a une légère sonorité dans les régions déclives. Pas de réseau veineux superficiel. Un peu de constipation. Légère pleurésie de la base droite. Ne tousse pas; rien aux poumons, rien au cœur. Anémie considérable, maigreur, pâleur des téguments. Les urines présentent un anneau assez épais d'albumine. T. R. 37°,8.

1er avril 1890. Laparotomie par M. Poncet. Incision sur la ligne blanche de 12 à 15 centim., hémostase parfaite. On arrive sur le péritoine, qui est énormément épaissi; il forme une lame solide de 1 cent. d'épaisseur environ, qu'il faut inciser avec les ciseaux. Aussitôt s'échappe une sérosité purulente jaune verdâtre. En pressant sur le ventre, on en fait sortir 10 à 12 litres, avec quelques paquets de fausses membranes. On se trouve alors en présence d'une immense poche allant de la vessie au diaphragme, et occupant toute la largeur de l'abdomen; de tous côtés, la paroi est formée par le péritoine épaissi et tapissé de fausses membranes. La poche reste béante, les parois de la poche ne se rapprochent pas. L'intestin est rassemblé en un paquet aplati contre la colonne vertébrale; il ne se dessine pas, en raison de l'épaisseur de la paroi de la poche, qui est soulevée par les battements de l'aorte. Lavage de la poche avec eau bouillie et eau boriquée chaude. Tamponnement, qui arrête rapidement une hémorrhagie du péritoine, d'ailleurs de peu d'abondance.

Deux plans de sutures. Vaste pansement.

Suites opératoires résumées. — Pendant les trois premiers jours quelques vomissements verdâtres, un peu de fièvre (T. R. 38°,4, 38°), douleurs faibles au niveau de l'incision; les urines contiennent une assez notable quantité d'albumine comme avant l'opération.

8 avril. Apyrexie depuis deux jours. État excellent. On enlève complètement le bandage. La plaie s'est réunie par première intention; on observe, autour de la section et dans la moitié inférieure, de la crépitation sous-cutanée analogue à celle que donne l'emphysème sous-cutané; à la surface, les téguments ont leur couleur accoutumée.

Le ventre est légèrement ballonné, mais nullement douloureux à la pression. Pas de liquide dans les parties déclives. Les urines contiennent des traces à peine appréciables d'albumine. La malade s'alimente. Depuis la purgation, les selles sont régulières et normales; une selle par jour. Poids avec la chemise seulement, pansement enlevé, 41 kilog. 700 gr.

Le 12. 4 selles diarrhéiques qui ont déterminé une évacuation abondante, sans coliques. Le matin le ventre est aplati. Un peu de suppuration superficielle de l'extrémité inférieure de la suture; on perçoit toujours la crépitation gazeuse sous-cutanée à droite. Température et pouls normaux. État général excellent. Les urines ne contiennent plus d'albumine.

Le 15. Un peu de suppuration superficielle de l'incision. On enlève les points de suture. La crépitation gazeuse a disparu. Poids 42 kilog. 100 gr.

Le 25. On constate que la suppuration se fait par un petit pertuis situé à quelques centimètres au-dessus de l'ombilic et qui communique avec la cavité péritonéale, car en pressant les flancs, le pus sort en quantité énorme. État général assez bon. M. Poncet constate qu'à la suite d'un peu de suppuration développée autour d'un point de suture, il s'est formé une collection purulente enkystée, limitée par des adhérences qui empêchent la communication avec le reste de la cavité péritonéale. Incision, lavage et drainage de ce foyer.

Mai 1890. Amélioration rapide. Au mois de mai, le malade sort avec une petite fistule purulente. Il retourne à la campagne.

30 octobre 1890. M. le Dr Belous envoie le résultat de l'examen de ce malade :

« 1° Depuis le mois d'août, il ne sort plus de pus par la fistule, et on peut la considérer comme guérie ;

2° Ventre parfaitement souple et nullement douloureux ;

3° Rien aux poumons ; je l'ai ausculté avec beaucoup de soin ;

4° État général excellent ; le malade a un appétit très au-dessus de la moyenne, il est vigoureux et se livre à des travaux assez pénibles sans en éprouver de fatigue ;

5° Il pèse actuellement 70 kilos.

6° Les fonctions digestives se font très bien. »

Observation VII. Personnelle.

Le nommé M..., Henri, âgé de 12 ans, entre le 27 mars 1891 dans le service de notre maître, M. Terrier, à Bichat. Élevé au biberon, cet enfant a toujours joui d'une excellente santé ; il n'a jamais eu de gourmes dans son enfance, jamais d'accident suspect au point de vue de la tuberculose ; il n'accuse qu'une croissance rapide depuis un an, qui l'a un peu fatigué. Son père est bien portant et sa mère n'a eu qu'une légère atteinte de rhumatisme en 1879.

Sa maladie actuelle a commencé dans les premiers jours de janvier, alors qu'il était encore à Dampierre (Haute-Saône). Dès ce moment, il perd l'appétit, ses digestions deviennent difficiles ; après ses repas, son ventre se ballonne ; il éprouve des coliques sourdes pendant toute la période digestive ; ses garde-robes sont liquides et fréquentes. Son état général se modifie : il reste triste, somnolent toute la journée et ne peut plus supporter les marches un peu prolongées, qui augmentent ses douleurs abdominales ; la nuit, il a des transpirations très abondantes. Il part avec sa mère pour Paris, le 22 janvier 1891, déjà très pâle et amaigri. Pendant un mois, il continue à se plaindre du ventre, qui reste ballonné d'une façon permanente ; les douleurs qui ne sont plus passagères, persistent même en dehors de la période de digestion ; l'amaigrissement enfin fait de rapides progrès et la mère se décide à le présenter à la consultation de l'hôpital Trousseau.

Il entre le 20 février 1891, dans le service de notre excellent maître, M. Cadet de Gassicourt, qui a bien voulu nous donner oralement les renseignements qui suivent. A son entrée, cet enfant ne paraissait pas très malade et ses troubles digestifs pouvaient faire croire à une simple dilatation de l'estomac. Mais après un examen méticuleux et répété, se basant sur l'existence d'un léger ballonnement abdominal, sur les douleurs pendant la digestion, sur la persistance de la diarrhée, malgré l'absence de vomissements, notre maître songea à un début d'affection péritonéale ; ce diagnostic eût été très hasardé, tellement les symptômes étaient peu concluants à cette époque, si on n'avait constaté un léger épanchement pleurétique à la base gauche; cette pleurésie permettait d'affirmer une péritonite tuberculeuse au début.

Cette péritonite a marché excessivement vite. Dès le 8 mars, en effet, elle se présentait avec les signes de la période d'état et on pouvait constater dans l'abdomen la présence d'une ascite libre, remontant jusqu'à l'ombilic et donnant nettement la sensation de flot. Les fonctions digestives étaient encore plus compromises : des vomissements alimentaires et bilieux avaient apparu et étaient excessivement fréquents ; les douleurs étaient beaucoup plus aiguës ; les selles restaient liquides et fétides, malgré l'administration de naphtol ; enfin, la température présentait de grandes oscillations quotidiennes entre 37°,4 le matin et 40°,4 le soir ; quant à la pleurésie gauche, elle restait stationnaire.

Du 20 au 27 mars, la température oscille encore entre 38° et 40°, mais l'ascite se résorbe en partie, les vomissements et la diarrhée s'arrêtent ; les douleurs deviennent moins violentes. L'abattement, il est vrai, persiste et l'amaigrissement surtout fait de rapides progrès.

Devant cet état qui s'aggrave de jour en jour et qui menace d'enlever rapidement le malade, M. Cadet veut bien nous adresser l'enfant à Bichat, pour essayer, par la laparotomie, d'enrayer le processus aigu.

Le 28. *État actuel :* En examinant cet enfant, on est frappé de son aspect souffreteux et misérable, de la pâleur cireuse de son visage avec légère bouffissure des paupières qui lui donne un facies albuminurique. Ses joues creuses font ressortir la saillie des os malaires ; sa peau est partout flasque, ridée, rugueuse ; sa couche adipeuse sous-cutanée a disparu et les masses musculaires diminuées de volume exagèrent le relief des saillies osseuses ; ses cuisses à leur partie moyenne ne mesurent que 24 centim. et ses bras 13 centim. Son poids est de 22 kilogr. 100.

L'abdomen au contraire, très augmenté de volume, bombe en avant, sans s'étaler ; l'ombilic, qui n'est pas déplissé complètement, se soulève à chaque effort de toux. La peau est sèche et squameuse ; la circulation veineuse sous-cutanée est un peu plus développée que normalement dans les régions sous-ombilicales. La mensuration donne 61 centim. comme circonférence ombilicale; de l'ombilic au pubis 12 centim. ; à l'appendice xiphoïde 16 ; à l'épine iliaque antérieure et supérieure droite 13 ; à l'épine iliaque antérieure et supérieure gauche 14 centim.

La percussion indique un tympanisme très marqué dans les régions sus-ombilicales; une sonorité normale dans l'hypogastre; de la matité dans les fosses iliaques et les flancs, se déplaçant lorsqu'on modifie le décubitus.

La palpation est rendue difficile par la tension des muscles de la paroi; il semble, cependant, qu'il existe dans la région ombilicale des inégalités de résistance, un espèce de gâteau empâté et diffus dont on ne peut apprécier la limite exacte. On ne perçoit pas de froissements amidonnés, mais on provoque des borborygmes fréquents. Nulle part on ne trouve de fluctuation.

Le foie ne dépasse pas les fausses côtes; la hauteur de sa matité est normale. La rate est un peu grosse et donne lieu à une submatité dans une étendue de 8 centim. carrés environ.

L'examen du thorax indique l'intégrité du poumon droit; à gauche, en arrière, il y a de la submatité, de l'obscurité du murmure vésiculaire, sans frottements; à la base (reliquat de sa pleurésie), et au sommet, en avant comme en arrière, il existe une sonorité tympanique avec expiration prolongée, mais moelleuse. Les bruits du cœur sont normaux.

Les urines sont peu abondantes (650 cent. cubes par jour) et contiennent 17 gr. 50 d'urée par 24 heures.

L'enfant reste en observation et est préparé pour l'opération jusqu'au 15 avril. Pendant cette période, on le voit toujours triste et abattu, blotti dans son lit, somnolent, ne s'intéressant à rien de ce qui l'entoure. Sa température à plusieurs reprises présente de grandes oscillations atteignant le soir 39° et 40°. Il ne mange presque plus; il accuse sans cesse des douleurs abdominales très aiguës sous forme de coliques et vomit fréquemment le peu d'aliments ou le lait qu'il ingère; ses selles restent liquides, fétides, au nombre de 2 ou 3 par jour.

On lui fait prendre plusieurs bains savonneux, on recouvre son ventre d'une façon permanente avec un pansement antiseptique et on lui donne des paquets de bétol et de salicylate de bismuth.

Le 15 avril, notre maître et ami, le Dr Hartmann, fait la laparotomie avec notre aide. Une incision sous-ombilicale de 5 à 6 cent. environ sectionne rapidement la peau et la couche sous-cutanée très mince, privée de graisse; l'aponévrose du droit antérieur est incisée et on décolle le bord interne du droit antérieur du côté droit. On aperçoit alors une couche de graisse finement lobulée et serrée, rappelant le grand épiploon, que l'on sectionne prudemment et lentement à tout petits coups de pointe; on met ainsi à nu et on incise un feuillet plus résistant, mais peu net, dans lequel il est difficile de reconnaître le péritoine, et qui présente sur la lèvre droite de l'incision l'ouraque, du volume d'une plume de coq, incomplètement oblitéré.

Au-dessous de ce feuillet se trouve une masse finement granulée et lobulée, couverte de granulations jaunes avec petits amas caséeux du volume d'un pois; cette couche saigne au moindre coup de bistouri et elle est constituée par le grand épiploon adhérent à la paroi. On essaie d'abord de le décoller en haut et à droite; on ne peut y arriver. Palpant alors les parties voisines de l'incision avec l'index gauche pendant que le droit, maintenu dans le plaie, va à sa rencontre, on constate un gâteau très étendu en haut et à droite, très limité au contraire à gauche de l'incision. Muni de ce précieux renseignement, on peut alors facilement et assez vite décoller avec l'ongle les adhérences épiploïques sur la lèvre gauche de l'incision et pénétrer dans la cavité abdominale. Aucun liquide ne s'écoule par la plaie.

Le doigt introduit dans l'abdomen montre que l'intestin adhère lui-même à l'épiploon dans toute la région ombilicale et ces adhérences ne lui permettent pas d'explorer la moitié droite de la cavité abdominale; à gauche on sent un péritoine verruqueux, hérissé de saillies que l'on retrouve sur la surface de l'intestin. L'anse intestinale qui se présente au fond de la plaie et le péritoine pariétal sont couverts de granulations tuberculeuses opaques, un peu jaunâtres.

On fait un lavage avec de l'eau boriquée, stérilisée et bouillie à 37° environ; le liquide sort d'abord un peu rougi par le sang qui s'écoule du décollement épiploïque, mais bientôt après il se présente à la sortie avec une clarté parfaite. On fait ainsi passer deux litres de liquide environ. Pendant le lavage, le pouls n'a pas augmenté de fréquence.

On excise un fragment d'épiploon pour l'inoculer et on fait une suture à trois étages, les deux profondes (une pour le péritoine, une autre pour le plan musculo-aponévrotique) à la soie, celle de la peau au crin de Florence. Pas de drainage.

15 avril. Soir. L'enfant a souffert un peu au niveau de la plaie; a eu des nausées et un vomissement. Temp. : 39°. Pouls à 104. Champagne glacé. Potion avec 5 centigr. d'extrait thébaïque.

Le 16. Matin. Temp. : 37°,6. Pouls à 100. A passé une assez bonne nuit, ni nausées, ni vomissements. A uriné seul 500 gr. depuis l'opération.

Soir. Temp. : 37°,8. Pouls à 104. Il n'accuse aucune douleur dans l'abdomen; il ne souffre qu'un peu au niveau de la plaie. Il demande à manger. Champagne. Lait et eau de Vichy.

Le 17. Matin. Temp. : 37°,4. Pouls à 98. Le malade rend des gaz par l'anus, sans canule. 600 grammes d'urine.

Soir : Temp. 37°,8. Pouls à 102. L'enfant va très bien.

Temp. matin, 37° ; soir, 37°,4.

Le petit malade va très bien, il n'éprouve aucune douleur et désire ardemment manger. Pas de selles depuis l'opération. Urine, 800 gr. Lait. Œufs. Suppression de la potion à l'extrait thébaïque.

Le 20. Température reste normale; l'enfant n'accuse aucune douleur; son état général est excellent; il a eu une selle copieuse après un lavement boriqué. On lui donne de la viande blanche, du lait et des œufs.

Le 23. Le malade est toujours très bien et la température normale. Il est gai, souriant, n'éprouve aucune douleur et a un excellent appétit : à le voir, on ne dirait pas qu'il a été laparotomisé. On fait son premier pansement ; on enlève tous les fils : la réunion est complète. L'abdomen est partout souple, indolore.

7 mai. La température est toujours restée normale oscillant entre 36°,8 et 37°,4 ; un soir seulement elle a atteint 38°, à la suite d'une indigestion qui s'est traduite encore par un vomissement et une débâcle intestinale. L'enfant n'a éprouvé aucune colique depuis l'opération ; il mange avec appétit, même avec voracité ; il est gai, content et se lève.

Au second pansement fait le 1er mai la plaie est cicatrisée complètement ; on lui laisse la ceinture de flanelle pour maintenir son ventre.

Le 15. Sa mère vient le chercher pour l'emmener chez elle, à Dampierre. L'enfant a conservé son teint pâle et blafard ; l'amaigrissement a peu diminué, son poids est de 22 kilog. et la circonférence de ses cuisses ou de ses bras est identique à celle de son entrée.

L'abdomen présente une cicatrice de 7 centim., arrivant à 2 centim. de l'ombilic, souple, sans éventration ; la circonférence ombilicale a diminué d'un centim. et ne mesure plus que 60 centim. ; on trouve de l'ombilic au pubis 10 centim. 1/2, du même point à l'appendice xiphoïde 15, à l'épine iliaque antérieure et supérieure droite 12 1/2, à l'épine iliaque antérieure et supérieure gauche 13 1/2 ; ces divers rayons ont donc tous diminué depuis l'opération. A la palpation, le ventre est souple, absolument indolore, et on ne perçoit que fort mal l'empâtement péri-ombilical qui existait avant l'intervention. La sonorité est normale partout, il n'y a pas de tympanisme.

Localement, les modifications apportées par la laparotomie ne sont pas considérables quoiqu'il y ait une diminution réelle du volume du ventre ; il n'en est pas de même en ce qui concerne l'état général et les fonctions digestives. Cet enfant qui restait confiné au lit, dans l'impossibilité de se tenir debout, qui était toujours triste et somnolent, qui ne pouvait supporter que le régime lacté, qui était sans cesse tourmenté par des coliques intestinales très aiguës, avait une température arrivant à 39° et 40°, aujourd'hui se lève et marche toute la journée, reste apyrétique, mange avec un excellent appétit et même avec voracité et n'éprouve plus aucune douleur; cette suppression des phénomènes douloureux si pénibles est pour le petit malade le bénéfice le plus net de l'intervention et il est enchanté d'avoir été opéré.

Les notes suivantes nous ont été communiquées par le docteur Coillot :

Il s'est développé pendant l'été au niveau de la cicatrice une ulcération grande comme une pièce de cinq francs non fistuleuse ; l'ascite ne s'est pas reproduite (24 décembre).

Le 26 février 1892 : il n'y a pas d'ascite, ni de gâteaux indurés dans le ventre ; l'ulcération de la paroi est à peu près complètement fermée. Circonférence ombilicale : 0,49 centim., distance de l'ombilic à l'appendice xiphoïde 0,13, aux épines iliaques 0,11 (les mêmes dimensions au moment de sa sortie étaient : 60, 15 et 13 centim.).

Le ventre a donc diminué beaucoup de volume et la péritonite paraît guérie. Mais l'enfant a maigri, il ne pèse plus que 20 kilogr.150 au lieu de 22 à sa sortie de Bichat, et paraît assez émacié.

Nous pouvons nous demander si l'amaigrissement provient de mauvais soins hygiéniques ou d'une tuberculose viscérale extra-péritonéale latente ; n'ayant pas examiné l'enfant nous-même, nous ne pouvons nous prononcer. Son état du reste est loin d'être désespéré.

Examen bactériologique. — Inoculation, le 15 avril, du fragment épiploïque,à un cobaye sous la peau de l'abdomen ; le 20 mai,la plaie, réunie d'abord par première intention, s'ouvre et laisse échapper du pus grumeleux d'aspect caséeux ; elle persiste encore lorsqu'on sacrifie l'animal le 27 juillet. Elle a environ 1 centim. carré, repose sur une base un peu indurée située dans l'épaisseur des muscles et présente à la coupe des granulations jaunes très nettes.

Les ganglions des aines et des aisselles sont très augmentés de volume ; les plus gros sont dans l'aisselle gauche, où se rendent les lymphatiques du point inoculé et ils y atteignent le volume d'une amande ; tous présentent à la coupe l'aspect de marron cru et dans l'aine gauche l'un d'eux est le siège d'un abcès caséeux ramolli, où l'on trouve des bacilles de Koch.

Le foie qui pèse 75 gr. est farci de granulations grises, que l'on constate aussi en très grand nombre dans la rate. Les poumons sont farcis de tubercules crus plus gros et grisâtres, dont quelques-uns ont les dimensions d'un gros grain de plomb.

Observation VIII. — Meinert, cité par Kummel. (Trad. inédite de Maurange.)

Meinert ponctionne une ascite chez une petite fille de 2 ans et demi. Comme un an 1/2 après, il y avait récidive, une laparotomie exploratrice permit de constater la tuberculose du péritoine et de la trompe. Quelques mois plus tard, la petite malade mourait de méningite tuberculeuse, sans aucune altération pulmonaire.

Observation IX. — Alexandroff. *Vratch.*, t. XII, 1891, n° 6, p. 165.

Anna K..., 3 ans et 9 mois, entre à l'hôpital le 8 septembre 1890. Parents vivants et bien portants ; un des frères de son père mort tuberculeux ; un autre souffre de spondilite ; deux autres enfants sont vivants.

Née à terme ; nourrie au sein pendant 5 mois ; dentition commencée avant la fin de la première année ; dès les premiers mois, sur le dos et la face, elle a eu une éruption suintante, intermittente qui a disparu, la dernière fois, au printemps 1890.

A 2 ans, coqueluche qui a duré cinq mois. En juillet 1890, diarrhée (2 ou 3 selles par 24 heures), qui augmente à la fin août, et qui, grâce à un traitement approprié, cesse presque complètement.

C'est en août qu'on a remarqué l'augmentation du volume du ventre ; la fillette ne se plaignait jamais de douleurs ; elle n'avait pas de vomissements ; la température prise le 1er septembre était de 38° le soir.

8 septembre. Fillette bien constituée et assez forte ; muqueuses bien colorées. Quelques ganglions cervicaux indurés. Poumons sains.

Cœur normal ; pouls faible, mais régulier. Appétit mauvais ; 2 ou 3 selles liquides par 24 heures, sans mucosités. Augmentation considérable du volume du ventre (circonférence ombilicale 62 centim.), qui est tendu mais indolore. Le foie et la rate ne sont pas hypertrophiés. A la percussion de l'abdomen, dans le décubitus dorsal, on trouve de la matité dans les parties déclives et de la fluctuation très nette. Urines acides, D. 1021, sans albumine ; urates abondants. Temp. à 6 heures du soir, 38°,6 ; à 10 heures, 38°,1. Poids : 16 kil. 120.

Le 9. Temp. : 37°,6 ; 38°,3 ; 39°,2 ; 38°,6. Les symptômes principaux étaient donc une ascite et une température élevée. Comme il n'y avait pas de raison pour admettre que cette ascite était due à une gêne circulatoire hépatique, on était obligé de l'attribuer à une péritonite d'origine probablement tuberculeuse.

Toutes les tentatives thérapeutiques faites avant son entrée à l'hôpital, étant restées sans succès pendant un mois, je décidai de recourir à la laparotomie.

Le 11. Anesthésie chloroformique. Incision médiane sous-ombilicale de 5 centim. A l'ouverture du péritoine, il s'écoule près de 2 litres de liquide ; les feuillets pariétal et viscéral sont rougeâtres et veloutés, couverts d'une quantité considérable de tubercules blanchâtres ; un fragment du péritoine est excisé pour l'examen microscopique. Après évacuation du liquide on met un petit drain et on fait une suture à un seul étage. La cavité abdominale n'est pas lavée. Pansement iodoformé.

Après l'opération, l'enfant se sent bien ; le soir, un vomissement probablement dû au chloroforme. Temp. : 6 heures du matin, 38° ; à 2 heures du soir, 39°,7 ; 6 heures du soir, 39°,4 ; 10 heures, 39°,4.

L'examen microscopique du fragment montre l'épaississement du péritoine, avec cellules lymphoïdes et la présence de tubercules avec cellules géantes ; le liquide retiré est jaune verdâtre, un peu collant, faiblement alcalin, D. 1021, albumineux (5 gr. 07 0/0).

Le 12. Nuit mauvaise ; état général satisfaisant. Le pansement n'est pas traversé. Pas de vomissements, gaz par l'anus. Température élevée.

Le 13. La malade se sent un peu mieux ; pas de diarrhée.

Le 14. 100 grammes d'émulsion d'huile de ricin à 4 0/0.

Le 15. Une selle abondante. On fait le pansement dont les pièces sont sèches ; presque pas de suintement. La circonférence ombilicale est de 46 centim. ; la plaie est en bon état.

Le 19. Le drain est supprimé ; une partie des fils de suture est enlevée. Circonférence ombilicale, 47 centim. État général satisfaisant. Appétit meilleur. Température élevée.

Le 23. Tous les fils de suture sont retirés ; réunion par première intention. La température s'abaisse un peu.

Le 27. Coloration ictérique de la peau et des conjonctives ; pouls faible. Urines colorées par la bile. Toux légère.

Le 28. Même état ; pouls faible. Teinture de valériane.

Le 29. Léger œdème des pieds.

Le 30. La toux diminue ; l'appétit s'améliore ; l'ictère disparaît ainsi que l'œdème.

Le 4 octobre. Circonférence ombilicale, 54 centim. Dans le bas-ventre, submatité sans fluctuation. Mais comme la température reste élevée et que la circonférence ombilicale augmente toujours, je me décide à ouvrir l'abdomen une deuxième fois et à ne pas me borner seulement à drainer, mais encore à laver avec une solution boriquée.

Le 10. Incision sur la cicatrice ; le péritoine est épaissi, œdématié ; il n'y a pas de cavité péritonéale ; les deux feuillets péritonéaux sont soudés par des exsudats gélatiniformes et friables, parsemés d'une quantité considérable de tubercules miliaires, qui donnent au doigt la sensation de petits nodules cartilagineux. La plaie est lavée avec une solution boriquée, et saupoudrée légèrement avec de l'iodoforme. Drainage. Suture.

Le 11. La malade se sent bien. Température 37° et 37°,8.

Les suites opératoires sont normales, sans complications. La température, qui avait de la tendance à s'abaisser avant l'opération, descend à la normale. L'appétit reparaît ; la malade commence à se rétablir très vite.

Le 16. Le drainage est supprimé, une partie des fils enlevée. Circonférence ombilicale, 48 centim.

Le poids du corps augmente progressivement : 14 kil. 050 le 20 octobre ; le 26, 14 kil. 600 ; le 3 novembre, 14 kil. 950.

4 novembre. Circonférence ombilicale, 49 centim. Ventre souple, indolore au palper, sonore partout, sauf au niveau de la plaie, où existe de la submatité avec légère induration.

La fillette est gaie, marche, mange avec appétit et sort de l'hôpital.

Le 22 novembre. Poids, 15 kil. 200. Circonférence ombilicale, 50 centim. L'induration autour de la cicatrice est moindre. La petite malade se sent très bien et est en excellente voie de guérison.

Observation X (inédite). — Due à l'obligeance de MM. Cadet de Gassicourt et Paul Berger.

Le nommé C..., âgé de 14 ans, est vu pour la première fois par notre maître, M. Cadet de Gassicourt, il y a deux ans. Cet enfant, qui a toujours joui jusque-là d'une bonne santé, présente à ce moment tous les signes d'une tuberculisation des ganglions abdominaux. L'affection a débuté insidieusement et a eu une marche lente et progressive ; il n'y a pas d'ascite ; les fonctions digestives sont encore assez bonnes, malgré des alternatives de constipation et de diarrhée ; les poumons et les plèvres sont sains. L'enfant, soumis à un régime approprié, est envoyé à Salins. Une amélioration très marquée suit cette saison hydrothérapique et l'enfant est considéré comme guéri. Cependant seize mois après le début de son affection, son amaigrissement reprend, ses troubles digestifs reparaissent, son ventre se ballonne, devient douloureux, et M. Cadet de Gassicourt est appelé à le revoir deux mois après cette rechute, c'est-à-dire un an et demi après le début de la maladie. Il trouve tous les signes classiques d'une péritonite tuberculeuse à évolution lente et chronique : abdomen énorme, distendu par une collection liquide libre très considérable, fluctuante en tous points. Pas de tumeur à la palpation.

Amaigrissement très marqué de la face et des membres. Aspect classique des péritonites tuberculeuses. Jamais de fièvre. Les fonctions digestives sont assez défectueuses et le malade éprouve des alternatives de constipation et de diarrhée, avec prédominance de cette dernière.

En présence de cette rechute, que n'a pas arrêtée un traitement médical bien dirigé, M. Cadet de Gassicourt juge une intervention chirurgicale nécessaire et le malade est adressé à M. Berger.

Le jeune C..., âgé de 14 ans, m'avait été adressé par le Dr Cadet de Gassicourt. Le ventre était le siège d'un épanchement ascitique énorme, gênant la respiration, au milieu duquel la palpation ne décelait d'ailleurs aucune masse résistante ; nulle part il n'y avait la sensation de tumeur ou de gâteau. L'amaigrissement était extrême, et le jeune malade réduit à l'état de squelette. Dans la poitrine existaient les signes manifestes de tuberculisation pulmonaire au début.

Laparotomie le 27 mai 1891, avec l'aide de M. le Dr Périer. — On évacue par l'incision un nombre considérable de litres de sérosité trouble ; on reconnaît aussitôt que l'épiploon, l'intestin, le péritoine pariétal sont couverts de granulations tuberculeuses miliaires.

On lave la cavité péritonéale avec une éponge imbibée de naphtol camphré et on referme le ventre.

Suites absolument nulles ; le seul incident est la désunion qui se fait vers le douzième jour, au niveau du tiers supérieur de l'incision, dans une petite étendue, et qui donne issue à une certaine quantité de liquide ; il persiste, pendant trois semaines environ, en ce point un orifice fistuleux qui se ferme un mois après l'opération.

L'opéré se lève au bout de cinq semaines ; il est engraissé. Le ventre est souple et nullement tendu ; on n'y sent aucune dureté ni aucune résistance anormale. Les signes physiques ont disparu de la poitrine. Le malade, quand il marche, a de la tendance à se pencher en avant.

Revu au mois de novembre ; la guérison paraît confirmée.

OBSERVATION XI. — BRAUN. *Berliner. kl. Wochenschrft.*, 1891, n° 14, p. 356.

BRAUN présente un enfant traité par la laparotomie pour une péritonite tuberculeuse. L'ascite ne s'est pas reproduite ; les tumeurs intra-abdominales qui étaient très appréciables au palper ont disparu. La cicatrice présente sur son milieu une ulcération avec granulations tuberculeuses.

OBSERVATION XII. — CABOT. *Boston med. J.*, 1888, p. 121. In MAURANGE.

Clara T..., âgée de 3 ans, entre à l'hôpital des Enfants le 25 juillet 1887. Pas de syphilis, mère morte depuis plus de deux ans de tuberculose. Une tante décédée de la même maladie.

Depuis six mois le ventre grossit progressivement. Diarrhée. Otorrhée. Coryza. Amaigrissement considérable. Rien au cœur ou au poumon.

L'abdomen est très distendu. Rien au foie ; pas de circulation collatérale. Diagnostic : péritonite tuberculeuse. Ponction exploratrice donne issue à trois pintes de liquide.

L'ascite se reproduit. Deuxième ponction donne issue à trois pintes et demi d'un liquide louche et visqueux. La reproduction du liquide se fit plus rapidement que la première fois et c'est pour cela que l'on se décida à l'opération.

Laparotomie, le 15 octobre. Le péritoine est criblé de petites tumeurs très nombreuses, dures, arrondies, ; quelques-unes ont un pédicule. Évacuation du liquide. Drainage. Pansement antiseptique.

Le tube de caoutchouc est enlevé au bout de 24 heures. Réunion par première intention au bout de 10 jours. Seize jours après, broncho-pneumonie. Au bout d'un mois, les poumons sont complètement libres.

Le 22 novembre, la plaie se rouvre dans sa partie inférieure et donne issue à une ligature de soie qui avait été placée à ce niveau.

A partir de ce moment l'enfant recouvre ses forces ; l'ascite ne se reproduisit pas et à la palpation on ne trouvait aucune induration.

OBSERVATION XIII. — CECCHERELLI. *Soc. Italienne chir.*, 1889, in *Rev. de chirurgie*, 1889. (Th. Pic.)

I. — Garçon de 11 ans chez lequel une ascite s'était développée lentement. Laparotomie. Péritoine couvert de tubercules. Lavage au thymol, pansement iodoformé. Mais au bout d'un mois, l'ascite s'est reproduite. Une nouvelle laparotomie permit de voir de nombreuses adhérences entre les anses de l'intestin grêle, et des tubercules moins nombreux.

Un mois après, le liquide avait notablement diminué, mais on constatait des signes d'induration au sommet d'un poumon.

Dans les fragments de péritoine excisés lors de la première opération, tubercules histologiques ; cultures négatives. Dans les fragments du péritoine excisés lors de la deuxième opération, les tubercules avaient disparu en certains points. Dans deux fragments, on voyait autour des tubercules une guirlande épaisse de tissu connectif de nouvelle formation. Les cultures donnèrent des résultats négatifs.

Observation XIV. — Clarke. *Brit. med. J.*, 1887, II, p. 996.

A. S..., 13 ans, se présente à la consultation le 10 mai 1887. Inappétence, anorexie, amaigrissement, faiblesse progressive, avec une tumeur abdominale.

Le lendemain, l'examen est complété ; la malade est pâle, émaciée, les pommettes sont rouges ; sa température est à 38°, pouls à 120. Elle marche avec difficulté. Les deux poumons, sains en avant, présentent en arrière et particulièrement du côté gauche une obscurité du murmure vésiculaire et une légère submatité.

L'abdomen est distendu par un épanchement liquide. Les antécédents héréditaires et personnels sont excellents. Le 16 mai on pratique la laparotomie.

A l'ouverture du ventre, faite sur la ligne médiane, on trouve les intestins refoulés en haut vers le diaphragme. Ils sont parsemés, ainsi que le péritoine, de petites granulations de la grandeur et de l'aspect de grains de tapioca cuits. La cavité péritonéale est lavée avec environ deux litres et demi d'une solution phéniquée au centième. On referme le ventre sans éponger le péritoine.

Les suites opératoires furent des plus simples. Six heures après l'opération, la douleur disparut. La température se maintint à 38°,3 les deux premiers soirs qui suivirent l'intervention et redevint ensuite normale. Le septième jour on enlève les sutures et le quinzième, la malade serrée dans un bandage de corps, se lève pour la première fois. Le 5 juin elle part pour l'hôpital des convalescents où elle demeure trois semaines pendant lesquelles elle engraisse de neuf livres. Les forces reviennent parallèlement. Un mois après elle se portait fort bien : il n'y avait plus de trace de liquide dans l'abdomen et à l'auscultation on trouvait les deux poumons sains.

Il ajoute, in *Transact. of Americ. Assoc. of obstetricians and gynæcologists*, 1888, p. 48 :

Une très petite incision exploratrice fut faite, donnant issue à tout le liquide séreux, dans ce cas, extraordinairement abondant. L'opération me permit de démontrer la présence du bacille tuberculeux. Guérison en toute apparence.

Observation XV. — Dohrn, cité par Kummel. (In Maurange.)

Dohrn fit en 1878 une laparotomie chez une petite fille de 4 ans pour un kyste de l'ovaire, après avoir constaté une reproduction rapide du liquide à la suite d'une ponction. Il se trouva en présence d'une péritonite tuberculeuse diffuse. Évacuation la plus complète du liquide. En 1879, il n'y avait pas eu de retour de l'ascite. État général de l'enfant satisfaisant.

Observation XVI. — Howard Marsh. *Clinic. Soc. of Lond.*, oct. 1887; *The Lancet*, II, 1887, p. 918.

Jeune fille âgée de 14 ans, atteinte d'ascite tuberculeuse, traitée d'abord par des ponctions répétées, mais sans succès ; dernièrement il incise le péritoine, ouvre la cavité abdominale, la lave bien avec une solution de teinture d'iode à 1 p. 1000, et cela avec les meilleurs résultats. La température qui variait auparavant de 37°,2 à 39°,4, revint normale dix jours après l'incision et le lavage.

Observation XVII. — Ruskin Hancock. *Brit. m. J*, 1890, II, p. 1479.

Tuberculose péritonéale chronique avec ascite, traitée par l'ouverture de l'abdomen avec lavage et drainage. La malade était une fillette de 15 ans. La laparotomie est faite le 7 mai, et une grande quantité de liquide retirée. A l'ouverture de l'abdomen, on constate des adhérences péritonéales très considérables, et une grande quantité de tubercules sur le péritoine sous forme d'un dépôt diffus miliaire. La cavité péritonéale est lavée avec de l'eau bouillie, drainée avec un tube de verre qui est remplacé par un drain en gomme mou, le 6e jour. Lorsqu'on eut enlevé le tube, il se produisit un écoulement considérable de liquide qui continua quelques semaines. La malade guérit. Son poids, qui, la première semaine de mai, était de 86 livres, était de 96 livres 1/2 dans la dernière semaine d'août. Elle gagna ensuite 2 livres en septembre, et en novembre elle pesait 112 livres.

Observation XVIII. — Lindner. *Soc. Médecins de la Charité, à Berlin*. Séance du 8 octobre 1891. *Berliner klin. Wochens.*, 1891, p. 1154, n° 48.

Garçon de 5 ans, né de parents très bien portants, traité depuis 14 jours en médecine et ponctionné déjà une fois. Son ventre s'est accru lentement et présente un épanchement abondant : pleurésie exsudative droite. Le diagnostic de pleurésie et de péritonite tuberculeuse fut porté en médecine avec un point d'interrogation. On avait évacué par la ponction 500 c. c. d'un liquide trouble jaunâtre. Le ventre avait repris rapidement son développement primitif.

L'état général, à part un peu d'amaigrissement et d'anémie, était satisfaisant : point de troubles digestifs.

L'expectation ne donnant aucun résultat, on fit la laparotomie (en mai). On trouva un épanchement abondant ; la séreuse intestinale et les mésentères, surtout dans les parties déclives, étaient parsemés de granulations tuberculeuses. Un morceau de péritoine, examiné au microscope, présentait au niveau des granulations des bacilles et des cellules géantes.

Il s'agissait donc bien d'une péritonite tuberculeuse. La marche ultérieure fut relativement bonne et apyrétique. Au douzième jour survint une parotidite. Ultérieurement il se fit une fistule tuberculeuse au niveau de la plaie abdominale, cicatrisée actuellement. La tuberculose péritonéale est complètement guérie, reste la parotidite. La circonférence de l'abdomen est tombée de 68 cent. à 54. La cicatrice est solide.

Observation XIX. — Domenico Morini. *Raccoglitore med. Forli*, 1888, V, p. 444. Lettre adressée au professeur Casati.

Cette laparotomie a été exécutée le 14 courant par Selli Raffaele, à S. Arcangelo di Romagna, sur une fillette de 13 ans, Sanzani Antonia, atteinte de péritonite tuberculeuse et arrivée à un état misérable. Le diagnostic fut pleinement confirmé par l'opération, dont les suites furent très simples grâce à une parfaite antisepsie. La cavité péritonéale vidée de l'ascite très abondante qu'elle contenait, fut lavée avec une solution d'acide salicylique à 3 0/0, à une température de 38°.

L'enfant supporta l'opération, incomplètement anesthésiée, et fut rapportée dans son lit tranquille et souriante, comme consciente du bénéfice qu'elle allait retirer de l'intervention. Le soir même la température était à 37°,6 et la fièvre ne présenta plus les caractères de la fièvre hectique qui avait consumé cette pauvre fillette. Au premier pansement, le huitième jour, il y avait une réunion par première intention et l'opérée gagnait chaque jour en couleurs et en forces... On ne peut encore assurer la guérison définitive, mais il y a une amélioration remarquable, manifeste et progressive. — Forlimpopoli, 28 avril 1888.

Observation XX. — Naumann. *Jahrbuch für Kinderkrankheiten*, Bd XXX, Helft 1 und 2. *In* th. Pic.

Enfant de 11 ans, malade depuis 4 mois. A son entrée, le 1er mars, elle présente de l'ascite sans autres signes de maladie ; bon état général. A l'incision, on trouve une péritonite tuberculeuse. On évacue le liquide ascitique, on lave à l'eau boriquée tiède ; on étanche avec des éponges. La plaie guérit bien.

Mais le 21 avril, l'ascite avait reparu ; on fit une ponction avec un trocart, qu'on répéta le 15 mai ; le 16 juin, on cesse d'observer l'enfant, il y avait encore un exsudat.

Ultérieurement, il s'écoula spontanément une grande quantité de liquide ascitique par la cicatrice. Dès lors, amélioration. En février 1888, l'enfant était complètement guérie.

Observation XXI. — Petri, cité par Kummel. In Th. Maurange.

Henriette Str..., née en 1860, à Augustdorf, issue d'une famille de tuberculeux. Ses aïeux aussi bien que ses père et mère ont succombé à la tuberculose.

Placée chez Petri, étant encore toute petite enfant, elle eut à souffrir de manifestations strumeuses. Dans l'hiver de 1873-1874 elle tomba malade et présenta à ce moment-là du liquide dans son ventre. Petri l'examina avec soin et ne découvrit rien de suspect du côté des poumons, du cœur, du foie ou des reins. Sous l'influence de sudorifiques l'ascite sembla disparaître, se reproduisit 4 à 6 semaines après, diminua encore une fois pour reparaître de nouveau au mois de février 1874. Comme les moyens employés étaient impuissants, Petri envoya la malade, le 6 mars, à l'hôpital de Delmold. Là on lui fit la paracentèse abdominale. Comme le liquide se renouvela rapidement les médecins traitants furent d'avis qu'il ne devait pas s'agir d'un épanchement ascitique, mais d'un kyste de l'ovaire. Une nouvelle ponction parut confirmer le diagnostic. Il fut décidé en conséquence que le Dr Stilling-Cassel ferait la laparotomie le 29 avril. L'ouverture de l'abdomen donna issue à quinze à vingt litres de liquide. La surface de l'intestin était comme ensemencée de petites granulations de la grosseur de grains de millet. Le péritoine du bassin présentait une surface tomenteuse et cela si bien que le cas est désigné dans le journal de 1874, n° 36, sous le titre de : Laparotomie pour ascite d'origine cancéreuse. Le 28 mai 1874, la malade sort guérie. Dans l'été qui suivit et dans l'hiver de 1874-1875, la paracentèse dut être renouvelée par différents médecins. A partir de ce moment l'ascite ne se reproduisit plus. Le 13 mai 1881, la malade est reçue de nouveau à l'hôpital pour une affection chronique de l'articulation du coude droit et sort le 28 mai 1881 avec un appareil plâtré. En 1882, la poussée articulaire du côté du coude était enrayée et son bras ankylosé à angle droit. La malade se place de nouveau comme servante. Le 24 septembre 1883, elle rentre de nouveau à l'hôpital pour une carie de l'olécrâne gauche. Petri fit une incision, réséqua et gratta les os malades. Le 12 octobre 1883, malgré qu'elle ne fut pas complètement guérie, elle sort pour reprendre sa place de domestique. En 1884, Petri lui enleva quelques ganglions strumeux du cou. La malade vint se montrer encore à lui pendant l'automne de 1886. L'ascite ne s'est jamais reproduite. Les poumons sont jusqu'ici demeurés sains. Il est à peine besoin de faire remarquer ici que l'ascite est de nature tuberculeuse, comme les autres affections qui atteignirent successivement le coude droit, l'olécrâne gauche et les ganglions du cou. Néanmoins l'examen bacillaire n'a pas été fait.

Observation XXII. — Roosenburg. *Feestbundel a F. G. Donders.* Amsterdam, 1888, p. 211.

Fille de 14 ans, sans tare de tuberculose ; pas de maladie antérieure. Elle éprouve depuis 8 mois des douleurs dans le ventre et le côté droit ; fièvre intermittente ; amaigrissement très marqué, augmentation de plus en plus considérable de son ventre. A l'exception d'une petite infiltration à la base du poumon droit, les organes thoraciques sont normaux. Pas d'albuminurie. Dans l'abdomen, on constate une ascite abondante. Comme le diagnostic était hésitant entre une ascite et un kyste à parois minces on fait la ponction : après l'évacuation de 6 litres d'une sérosité trouble on trouve au palper une petite tumeur noueuse, mobile, sans rapport avec les organes génitaux, dont on ne peut reconnaître nettement l'origine. Au bout de 14 jours le ventre avait repris son développement. On fait une incision exploratrice pour établir la nature de la tumeur. Le péritoine viscéral se montre recouvert de granulations rouges et grises ainsi que la face supérieure du foie, de la rate et le péritoine pariétal. La cavité abdominale est refermée sans toilette spéciale, sans lavage. La marche ultérieure est régulière, sans fièvre. La malade sort après 3 semaines sans que l'on retrouve des traces de liquide dans la cavité abdominale. Deux ans après elle est encore bien portante ; dans l'abdomen il n'existe pas de liquide et les règles sont régulières.

L'examen histologique confirme le diagnostic.

Observation XXIII. — Waitz. *Assoc. méd. de Hambourg,* oct. 1888. In thèse de Pic.

A. B..., de Marbourg, maintenant âgée de 5 ans ; parents sains ; frères et sœurs bien portants ; mais a eu une nourrice tuberculeuse, qui, 1 an 1/2 après l'avoir nourrie, a succombé ainsi que son mari à une phtisie pulmonaire. A l'âge de 1 an 1/2, elle a déjà eu une congestion pulmonaire qui s'est reproduite trois fois à de courts intervalles, chaque fois avec une fièvre violente. Pendant l'hiver 1886-1887, nouvelle congestion pulmonaire et bientôt après, fièvre scarlatine ; depuis cette époque, elle ne s'était pas remise, n'avait pas d'appétit, et souvent le soir était prise d'accès de fièvre.

Ses parents l'emmenèrent, en été 1887, dans le Hartz, où elle fut reprise de la fièvre. Rentrée à Marbourg, elle resta constamment souffrante et s'amaigrit de plus en plus. Bientôt le ventre se mit à grossir et le médecin de la famille constata la présence de liquide dans l'abdomen ; le 27 novembre, il fit une ponction qui donna 1 litre 1/2 environ de liquide, mais le ventre se remplit bientôt de nouveau, et, le 20 juin 1888, on dut faire une seconde ponction qui donna 3 litres 1/2 de liquide. Le liquide se reforma plus rapidement encore que la première fois ; trois semaines plus tard, l'enfant fut amenée à l'hôpital ; c'était une enfant grande pour son âge et d'un aspect très misérable.

Les extrémités et le thorax étaient très amaigris, le ventre tendu en forme de demi-sphère ; la paroi abdominale parsemée de veines bleuâtres ; l'ombilic était effacé, et dans l'anneau ombilical on pouvait sentir une petite pointe de hernie ; il y avait également une hernie inguinale double qui devait avoir été produite exclusivement par la distension du ventre.

La circonférence du ventre atteignait 74 cent. Il existait une fluctuation évidente ; en outre, on pouvait sentir des points durs dans le ventre.

L'exploration des poumons ne révéla rien, le cœur était normal, la matité hépatique n'était pas augmentée, l'urine ne contenait pas d'albumine, il y avait une tendance à la diarrhée. Dans la région sous-maxillaire, on sentait un ganglion mobile dans le tissu environnant, de la grosseur d'une noix. En dehors de cela, aucune tuméfaction ganglionnaire. En présence du cours de la maladie, étant donné l'état des autres organes, il ne pouvait y avoir aucun doute. Il s'agissait d'une péritonite chronique avec fort épanchement. C'était la forme typique de la tuberculose du péritoine chez les enfants. Les parents acceptèrent d'autant plus la proposition qui leur fut faite, d'évacuer aussi complètement que possible l'épanchement au moyen de la laparotomie, qu'ils considéraient l'état de l'enfant comme très critique et ne conservaient que peu d'espoir d'une guérison.

Opération le 6 mars.

Aussitôt après l'ouverture de la cavité abdominale, le liquide qui était renfermé sous une membrane épaisse, fut évacué en quantités énormes. On agrandit aussitôt l'ouverture de manière à pouvoir laver la cavité avec une éponge trempée dans de l'eau boriquée chaude, et après qu'on eut exprimé la plus grande partie du contenu, la cavité abdominale fut tamponnée avec soin, jusqu'à ce que finalement, après avoir fait pénétrer l'éponge aussi profondément que possible, on la retirât complètement sèche. Ce que l'on vit du péritoine pariétal et viscéral était très épaissi ; pas de tubercules miliaires autant qu'on put le voir à travers la fente abdominale. Suture du péritoine au catgut, de la paroi avec six points de suture au fil de soie.

Le ventre qui n'avait plus alors qu'un périmètre de 43 cent., fut pourvu d'un bandage compressif antiseptique. La guérison de la plaie abdominale se produisit sans incident en 20 jours, sans que le liquide se fût reproduit.

Au début, le ventre augmenta et atteignit 54 cent., mais il ne s'agissait plus de liquide. Le 1er juillet, on enleva le ganglion sous-maxillaire, que l'on trouve caséifié. Le 19 mai, la malade fut renvoyée guérie. Au moment de son admission à l'hôpital, elle pesait, alors qu'elle avait un épanchement, 20 livres ; au moment de sa sortie, 31 livres 1/2.

Son bon état de santé s'est maintenu ; elle a gagné 6 livres en 4 mois, de sorte qu'elle pèse maintenant près de 38 livres.

Le ventre est devenu complètement normal, comme celui d'un enfant bien portant. Sa circonférence est de 50 cent., la distension anormale antérieure du ventre n'est rappelée que par la persistance des orifices herniaires.

Observation XXIV (inédite). — Due à l'obligeance de M. le Dr P. Berger, chirurgien de Lariboisière.

La petite B..., âgée de 12 ans environ, m'a été adressée par M. le Dr Vosy, de Choisy-le-Roi, à l'occasion de troubles digestifs, diarrhées, douleurs abdominales existant depuis quelque temps ; on s'est aperçu de l'existence d'une tumeur intra-abdominale liquide qui paraît enkystée. La circonscription parfaite, la forme globuleuse de la tumeur, le bombement de la paroi à ce niveau, même un peu de mobilité apparente, enfin la présence à gauche de la tumeur fluctuante d'une masse donnant la sensation d'un gâteau polykystique feraient croire à l'existence d'un kyste de l'ovaire ; mais le développement des veines de la paroi abdominale fait réserver l'idée d'une péritonite enkystée.

L'état général est assez bon quoiqu'il se soit altéré dans les derniers temps ; aucun signe de tuberculisation dans la poitrine.

Laparotomie le 12 août, avec l'aide de M. le Dr Périer. — Aussitôt après l'incision de la paroi et d'un péritoine pariétal énormément épaissi, on tombe dans une cavité très vaste d'où s'écoule une grande quantité de liquide trouble tenant en suspension des flocons. Le fond de cette cavité est formé par les anses intestinales couvertes de granulations et adhérentes entre elles et à l'épiploon. Ce dernier forme un énorme gâteau infiltré de tubercules ; c'est ce gâteau qui avant l'opération pouvait en imposer pour une tumeur solide. La cavité évacuée est lavée au naphtol camphré et l'incision abdominale est fermée par une suture à étages.

Ici encore la production d'une petite fistulette retarda la guérison qui d'ailleurs se fit sans autre incident. La petite malade reprit graduellement ses forces ; quand je la revis au mois de novembre, elle ne souffrait nullement du ventre et celui-ci présentait partout une consistance normale sans trace d'épanchement ni de tumeur appréciable. Le gâteau épiploïque avait totalement disparu.

La guérison s'est maintenue jusqu'à présent ainsi que des nouvelles récentes permettent de l'affirmer.

Observation XXV. — Cabot. *Boston med. J.*, 1888, p. 121. In Maurange.

Minnie B..., 16 ans, entre à l'hôpital des Massachusets le 15 juin 1886. Bonne santé jusque il y a 15 jours, où elle s'aperçut que ses jambes enflaient. Une semaine après, tuméfaction abdominale. Dyspnée. Souffle systolique à la pointe. Urines normales.

16 juin. Douleur à la région épigastrique. Prostration. L'abdomen est de plus en plus distendu.

Le 21. Ponction exploratrice qui donne issue à environ 3 litres d'un liquide blanc jaunâtre. Après la ponction, on peut percevoir dans l'abdomen des masses irrégulières et une tumeur assez bien circonscrite sur la ligne médiane.

8 septembre. On trouve une collection uniloculaire de liquide. Par le toucher vaginal, on ne peut constater de fluctuation dans le cul-de-sac postérieur, bien qu'il fut distendu par une tumeur.

On pensa d'abord à une péritonite tuberculeuse, mais l'enkystement du liquide fit porter le diagnostic de kyste de l'ovaire avec ascite. L'opération est conseillée et acceptée.

Laparotomie le 17 septembre. Le péritoine très épaissi est adhérent fortement à la cavité kystique. Celle-ci, incisée, donna issue à trois litres et quart d'un liquide et d'une matière jaunâtre. Le kyste vidé ne s'affaissa pas à cause des nombreuses adhérences qu'il avait avec les organes voisins. Pansement à la gaze iodoformée. Drainage.

Une portion de la paroi kystique enlevée et examinée par le Dr Gannet, démontra l'existence de granulations tuberculeuses types.

La malade guérit rapidement après l'opération. La suppuration demeura assez considérable. Au mois de mars 1887, elle sort ayant encore une légère fistule abdominale, mais avec un état général très bon. La malade est perdue de vue.

Observation XXVI. — Ceccherelli. *Soc. ital. Chir.*, 1889. In Pic.

Garçon de 13 ans. Laparotomie. Adhérences infiltrées de tubercules. Lavage.

Un mois après, ventre globuleux. Cultures négatives.

Observation XXVII. — Ceccherelli. *Soc. ital. Chir.*, 1889. In Pic.

Fillette de 8 ans, malade depuis un mois. Laparotomie: Adhérences péritonéales serrées et infiltrées de tubercules. Lavage péritonéal, même traitement que dans le cas précédent.

Au microscope, bacilles ; cultures négatives.

Observation XXVIII. — J.-W. Elliot. *Boston med. J.*, 1888, p. 493, et 1890, p. 642.

Fillette de quatorze ans, se plaint d'une augmentation de volume de son ventre, remontant à un an et ayant une marche progressive. Sa santé générale et ses forces s'étaient notablement altérées, sans qu'elle se plaignît d'autre chose.

L'abdomen est distendu, la fluctuation est nette, mais à la palpation on sent de petites masses indurées en divers points. A la percussion, flanc gauche mat, flanc droit sonore ; ces rapports ne changeaient pas lorsqu'on faisait varier la position de la malade.

Vaginite chronique. Utérus petit, mais normal ; anémie. Diagnostic : ascite probablement due à la tuberculose péritonéale. Une ponction exploratrice donne issue à un liquide, examiné par le Dr Garnett qui le déclare indubitablement ascitique et probablement lié à la tuberculose quoiqu'il n'y ait pas de bacilles (?). Expectation pendant un mois. La matité se limitant, on croit à un kyste ovarien.

Laparotomie le 13 décembre 1887. Évacuation de deux pleins seaux d'un liquide ascitique. Péritoine épaissi, anses intestinales agglutinées et parsemées de petites granulations miliaires. Surface saigne facilement. Les ovaires et les trompes n'étaient pas augmentés de volume, mais criblés de tubercules comme le reste du péritoine.

Suture. Durée vingt minutes. Réunion par première intention. Sort au bout de trois semaines complètement guérie. L'examen anatomo-pathologique (Fitz) démontra que c'était de la péritonite tuberculeuse et Sears y trouva des bacilles.

Quatre mois plus tard, la malade se porte très bien, l'abdomen est souple, les nodosités ont disparu, pas d'ascite, elle paraît guérie.

Cinq mois après l'opération, la malade conserve son bon état.

En juin 1890, elle est encore très grasse, très vigoureuse et parfaitement bien.

Observation XXIX. — Lohlein, *Deutsche med. Wochenschrift.* 1889, n° 32. In Pic.

Jeune fille de 15 ans, non réglée, de constitution délicate, sans tare héréditaire, bien portante jusque-là ; poumons sains. Augmentation du volume du ventre. La soudure des intestins, leur rétraction contre la colonne et la délimitation nette de l'hydropisie, firent croire à un kyste de l'ovaire.

Laparotomie ; issue d'un liquide ascitique. Dans les premiers jours après l'opération, fièvre intense survenue malgré les plus grandes précautions, symptômes de péritonite purulente, à laquelle vient s'adjoindre plus tard une pleurésie.

La plaie fut de nouveau élargie, drainée, lavée et maintenant il y a encore une sécrétion purulente par l'angle inférieur de la plaie abdominale, avec une fièvre rémittente, de médiocre intensité. Dans un morceau de péritoine examiné on n'a pas pu voir de bacilles, mais seulement des tubercules histologiques.

Observation XXX. — Schmidt. *Centr. f. Gynæk.*, août 1889.

M. N.., 14 ans, fille d'un capitaine. Père et mère bien portants, ainsi que ses sœurs, dont quelques-unes plus jeunes, sont rachitiques. Antérieurement la malade était bien portante. Pendant l'hiver 1887-88, anémie avec conjonctivite phlycténulaire rebelle et récidivante. En mai 1888, la malade m'est présentée par la mère, qui a été frappée de l'augmentation de volume de son ventre, reconnaissable à l'étroitesse de ses vêtements. Pas de douleurs.

Examen de la malade.— Développement normal ; l'enfant, assez grande et assez forte, est à peine pubescente. Dans la moitié inférieure de l'abdomen, de la symphyse à trois doigts au dessus de l'ombilic, le ventre est saillant et présente une tumeur grosse comme une noix de coco. A ce niveau, il existe de la matité, de la fluctuation, ou mieux de l'ondulation à la palpation ; dans les flancs, pas de matité. Diagnostic : kyste de l'ovaire ou ascite enkystée, le premier, plus probable.

Opération exploratrice le 12 juin, avec mon collègue Bulle. L'incision traverse le muscle droit antérieur gauche. Au-dessous du tissu cellulaire rétro-musculaire apparaît un kyste d'apparence blanc bleuâtre, assez compact et enlacé par des tractus fibreux, assez forts, adhérents à la paroi. Dans ce tissu cellulaire assez lâche, on voit des veines de la grosseur d'une plume de corbeau, dont quelques-unes sont liées. On détache les adhérences du kyste probable, dans tous les sens, sur une étendue de 5 cent. sans que la main arrive dans la cavité abdominale. On prolonge l'incision au-dessus de l'ombilic et on traverse une paroi d'un cent. d'épaisseur, paroi assez vasculaire. Évacuation abondante de liquide séreux. A ce moment la malade fait des efforts pour vomir et l'intestin fait hernie dans la plaie ; il est recouvert d'un grand nombre de granulations blanchâtres, de nodosités de la grosseur d'un pois à une lentille. L'examen de la paroi du prétendu kyste montre qu'elle n'est autre chose qu'une épaisse membrane blanchâtre et granuleuse, analogue à la paroi d'une tumeur, développée dans le tissu cellulaire sous-séreux ; et que la cavité contenant le liquide est assez bien encapsulée de tous côtés.

Lavage au sublimé et toilette à l'iodoforme. Un gros rouleau de gaze iodoformée de 12 cent. de long est placé dans le milieu de la plaie. Suture et guérison.

Excellent résultat. Dans les premières semaines après l'opération, la malade présente encore une très grande pâleur, de la matité à la place de l'ancienne tumeur. En août, après l'usage d'une médication ferrugineuse et de bains de mer, un régime fortifiant, l'enfant voit son poids et ses forces augmenter ; l'abdomen est tout à fait normal. Depuis, la malade est restée bien portante et va régulièrement à l'école.

Observations XXXI et XXXII. — Tscherning. *Vratch*, 1891, n° 39, p. 378.

Tscherning rapporte deux cas de péritonite tuberculeuse à forme ascitique enkystée, laparotomisés et guéris ; l'un concerne un garçon de 5 ans, et l'autre une fillette de 15 ans.

Observation XXXIII. — Jacobs. *La Clinique,* Bruxelles, 1890, 3 juillet, p. 418.

Jeanne B..., âgée de 3 ans 1/2, est amenée à la clinique de notre confrère, le Dr Hendrix, en avril 1890. Depuis quatre à cinq mois, cette enfant se plaint de douleurs aiguës et continues dans le ventre, sans localisation bien nette, douleurs qui ont été toujours en augmentant depuis.

L'enfant est chétive, a beaucoup maigri. Le sommeil est très agité. Les selles difficiles et douloureuses. Du côté des organes respiratoires rien de particulier. Le bas-ventre est volumineux, très douloureux à la pression. Sous le chloroforme on perçoit à gauche de l'ombilic une petite tumeur, du volume d'une mandarine, dure, assez mobile, nettement délimitable à sa partie supérieure, semblant se continuer par un pédicule commun avec une seconde tumeur située un peu plus bas et plus profondément ; cette dernière, un peu plus volumineuse, présente les mêmes caractères.

Le toucher rectal ne laisse rien percevoir dans le petit bassin.

Le père est bien portant, la mère est atteinte d'affection pulmonaire. Ils ont encore un enfant plus âgé, bien portant ; un autre mort à 10 mois. Nous concluons à une péritonite tuberculeuse et décidons d'intervenir par la laparotomie vu le dépérissement rapide de la malade et ses grandes souffrances.

Laparotomie le 24 avril 1890. Nous trouvons la masse intestinale agglomérée, adhérente aux parois abdominales et parsemée de ganglions nombreux, de grandeur variable. L'intervention se borne à un simple lavage antiseptique. Suites normales.

Le docteur Hendrix a revu depuis la malade. Les douleurs abdominales ont disparu, l'enfant a repris de l'embonpoint, la santé revient.

Observation XXXIV. — Keetley. *The Lancet*, 1890, II, p. 1028.

Le cas est celui de Maud S..., âgée de 18 ans, qui fut opérée, il y a deux ans, par le Dr Wenn ; elle avait à ce moment une tumeur abdominale. Une petite incision exploratrice démontra l'existence d'une péritonite tuberculeuse. Toutes les parties du péritoine furent vues criblées de tubercules de grosseurs diverses et d'apparence caractéristique. La plaie fut réunie par première intention. La malade guérit mais négligea de porter un bandage et se livra à un travail pénible. Une hernie volumineuse se développa sur la cicatrice et le Dr Wenn demanda à M. Keetley de lui faire la cure radicale. Cette opération fut faite avec plein succès ; mais le point le plus intéressant est qu'à la seconde opération, on n'a aperçu aucun signe de péritonite tuberculeuse, quoiqu'il n'y eût que 12 mois d'écoulés depuis que le péritoine en avait été trouvé criblé.

Observation XXXV. — Morril et Bradford. *Boston m. J.*, 1888, p. 534.

James W. K..., 6 ans, entre à l'hôpital des Enfants, le 1er mai 1888. Il est petit pour son âge et amaigri. Tuméfaction et douleurs abdominales remontant à un mois. Père poitrinaire. Toux légère ; respiration faible et quelques râles à la base des deux poumons. Abdomen énorme. Circonférence ombilicale 25 pouces ; circulation collatérale développée. Tumeur dure dans la région hépatique et épigastrique que ni la percussion, ni la palpation ne peuvent isoler du foie ; fluctuation dans les parties déclives.

3 mai. Une ponction retire 20 onces d'un liquide gris jaunâtre. La tumeur est de nouveau examinée et rattachée à une hypertrophie du foie. On essaie, sans résultat, le traitement antisyphilitique.

L'abdomen (qui mesurait 22 pouces après la ponction) se remplit bientôt et la température, normale jusque-là, s'élève à 38°,6, 38°,8. Les chances en faveur d'une péritonite tuberculeuse paraissaient maintenant suffisantes et l'enfant fut envoyé chez le Dr Bradford pour y être opéré dans le cas où la laparotomie serait jugée nécessaire.

Dr Bradford. — Une petite incision est faite juste au-dessous de l'ombilic ; à ma grande surprise, aucun liquide ne sortit. La main introduite dans l'abdomen l'explore et montre que la tumeur, qui semblait se continuer avec le foie, était noduleuse et connexe à l'épiploon ; un de ces nodules avait la grosseur d'une noix. La portion du péritoine mise à jour apparaît criblée de tubercules. La plaie est nettoyée aseptiquement, drainée et suturée. Rien d'anormal, dans la température ou d'un autre côté, ne survient et le malade paraît amélioré ; il se produit un écoulement léger par le tube. L'enfant, dont l'amélioration continue, est envoyé à l'hospice des convalescents d'où il sort en septembre. Je le vois 3 semaines après. Il est beaucoup mieux qu'à son entrée ; l'abdomen est encore plus gros que normalement et à la palpation je peux sentir une large tumeur noduleuse en dehors de la région de l'estomac.

L'amélioration, ce me semble, était probablement due à son séjour dans la maison de convalescence et à l'air du pays. Il semble cependant que le drainage et la suppression de la tension intra-abdominale aient eu une certaine influence, vu l'amélioration qui avait précédé son départ pour la maison de convalescence ; dans tous les cas la laparotomie ne produisit aucun effet funeste. L'impossibilité d'évacuer le liquide ne peut s'expliquer que par ce fait que la cavité était enkystée par un paquet intestinal formant barrière ; on trouva du reste ces intestins adhérents et fondus ensemble, constituant une enveloppe complète.

Observation XXXVI. — Schmalfuss, cité par Kuemmel (in Maurange).

Jeune fille de 16 ans, sans antécédents héréditaires, non réglée, entre à l'hôpital général, dans la section de médecine, vers le milieu de janvier 1886. Depuis quatorze jours environ, elle était souffrante et se plaignait d'abattement, de perte de l'appétit, de douleurs lombaires, de diarrhée et de frissons. A son arrivée on constata qu'elle avait une température très élevée, que son ventre était quelque peu enflé, un peu plus dur à gauche et que l'on trouvait quelques taches rosées disséminées sur le ventre et sur le dos : avec cela douleurs dans la fosse iliaque, tuméfaction légère de la rate et catarrhe bronchial.

On porta le diagnostic de fièvre typhoïde, diagnostic qui fut confirmé dans la suite. La malade se remit très bien au bout de quelques semaines et engraissa de quatre livres en quatorze jours. Bien portante pour tout le reste, elle continuait cependant à se plaindre de quelques petites douleurs et d'un sentiment de plénitude dans le ventre. Ce qui montrait que cette sensation n'avait rien de subjectif, c'est que la malade ne pouvait plus revêtir les robes qu'elle mettait encore très bien dans les premiers jours de son rétablissement. La circonférence du ventre mesurait à ce moment quatre-vingts centimètres. Dans le segment inférieur de l'abdomen on constatait une tuméfaction que l'on ne pouvait que difficilement circonscrire en haut et dont la position ne modifiait pas les caractères. Les organes thoraciques étaient sains. Il n'y avait pas de fièvre. Vers le milieu de mars on examine la malade sous le chloroforme. On trouva des tumeurs assez volumineuses, de consistance irrégulière qui remplissaient le grand bassin, la cavité abdominale jusque vers l'ombilic. L'utérus, petit, paraissait complètement indépendant de ces tumeurs ; les ovaires ne pouvaient être distingués. Par le toucher rectal on trouvait, particulièrement à droite, de nombreux ganglions, de la grosseur d'un pois à celle d'une amande. On pose le diagnostic de tumeur maligne à point de départ vraisemblablement ovarique, en voie de généralisation. Il résultait de cet examen que l'on n'avait rien à espérer d'une intervention chirurgicale : malgré cela, dit Schmalfuss, nous ne pouvions nous résoudre à l'abstention, étant données la jeunesse du sujet et l'excellence relative de son état général : peut être même l'état local était-il moins malade que notre examen pouvait nous le faire croire. C'est dans ces conditions qu'il pratiqua la laparotomie vers le milieu du mois d'avril, avec l'aide du Dr Schede, dans le service duquel la malade avait été provisoirement placée. Le péritoine était recouvert d'une fausse membrane d'une épaisseur de trois centimètres environ, criblée de nombreuses granulations, les unes miliaires, les autres grosses comme un pois. Aller plus profondément était une entreprise tout à fait impossible, car l'épiploon n'était pas seulement absolument confondu avec la fausse membrane dans la constitution de laquelle il entrait pour une partie, mais encore au-dessous les anses intestinales étaient fortement agglutinées les unes avec les autres. On ne saisissait pas de tumeurs plus volumineuses de consistance irrégulière.

C'était l'épaisseur de la fausse membrane en rapport avec les anses intestinales soudées entre elles qui en avait imposé pour des néoplasmes. L'incision fut continuée en haut jusqu'au-dessus des limites de la lésion. Schmalfuss excisa un petit morceau de la fausse membrane pour la soumettre à l'examen histologique et il fit la suture. La guérison ne se fit pas attendre et la malade était dans un état satisfaisant au commencement du mois de juillet. L'examen microscopique affirma la nature tuberculeuse de l'affection. La malade se présentait de temps en temps, tous les trois mois et à chaque fois nous la trouvions à notre grande surprise plus forte et plus saine : à ce point que nous pouvions penser qu'elle avait été délivrée de sa tuberculose par l'opération. Le 1er août de cette année, elle se présentait de nouveau à notre examen. Depuis le mois d'octobre dernier, elle avait ses menstrues, tout d'abord à intervalles réguliers, puis, dans les dernières semaines, elle avait eu des hémorrhagies abondantes de cinq jours de durée avec huit jours à peine de repos et ces pertes l'avaient considérablement affaiblie. Les poumons étaient encore absolument sains. L'exploration du ventre faite sous le chloroforme affirma la cicatrisation et permit de constater que l'abdomen n'était nullement augmenté de volume et que sa circonférence était normale. Paroi souple, pas la moindre induration, nulle trace de tumeur, point du tout d'ascite. Les organes génitaux externes sont sains, l'utérus est encore un peu plus petit que normalement, en rétroversion et légèrement incliné à droite. L'ovaire droit de grosseur et de consistance normales est intimement uni à l'utérus, à sa partie postérieure, dans la région correspondant aux ligaments sacrés ; on trouve en ce point une partie plus compacte, épaissie et comme plus résistante. L'ovaire gauche facile à atteindre par le palper est vraisemblablement normal ; il est néanmoins attenant à l'utérus et aux parties molles du bassin à gauche. Pas de ganglions perceptibles. Quelques douches très chaudes eurent raison des métrorrhagies et la malade sortit guérie le 16 août.

Observation XXXVII. — Schmitz. *Centrblt f. Gynæk.*, 1891, n° 21, p. 427.

Une fillette de 3 ans, issue d'une mère tuberculeuse, voit se développer, en quelques mois, une tumeur abdominale, qui s'étend en haut à deux centimètres au-dessus de l'ombilic, latéralement, à 2 centim. des épines iliaques et se prolonge en bas jusque dans le grand bassin. En haut et à droite, la tumeur envoie dans l'hypochondre un prolongement d'une largeur et d'une longueur de 4 centim. ; un autre, plus petit, s'avance dans l'hypochondre gauche. Cette tumeur, du volume du poing, présente une surface lisse et de consistance inégale, dure par places, fluctuante en d'autres points ; elle est mate dans toute son étendue ; une zone étroite de sonorité tympanique la sépare de la symphyse ; elle n'est nulle part sensible à la pression et est à peu près immobile sur les places sous-jacentes. L'abdomen, moyennement météorisé, ne contient aucun épanchement libre. Les organes abdominaux et thoraciques sont sains. Les fonctions digestives sont assez bonnes ; les selles sont cependant décolorées et il existe fréquemment des douleurs au moment de la défécation et de la miction. Celle-ci est normale comme fréquence ; les urines contiennent des traces d'albumine. La nutrition générale est de plus en plus défectueuse, l'enfant amaigrie est très affaiblie et a de la fièvre vespérale.

Laparotomie quatre semaines après son entrée. Le facia transversalis est œdémateux, le péritoine faiblement adhérent à la tumeur. Celle-ci et le feuillet pariétal de la séreuse sont parsemés de granulations très nombreuses, de la grosseur d'une lentille, d'aspect vitreux, saignant facilement ; il n'y a pas de liquide dans l'abdomen. On saupoudre le tout d'iodoforme et on suture la plaie sans autre intervention.

L'examen microscopique d'un fragment du péritoine malade y montre une grande quantité de cellules rondes et de grosses cellules polyédriques multinucléées répondant à des cellules géantes ; ni caséification, ni bacilles. Suites opératoires assez favorables, mais la plaie s'ouvre de nouveau. Six mois après, la tumeur est transformée en un cordon vermiforme, transversal, de 10 centim. de long sur 3 à 4 d'épaisseur ; l'enfant s'est considérablement relevée, grâce à la créosote et aux bains de mer. Un an après l'intervention, la plaie était complètement cicatrisée et la tumeur avait disparu. Un an et demi après, l'enfant, atteinte de hernie abdominale, est opérée par Schede, à Hambourg : celui-ci, à l'ouverture du ventre, ne trouve plus de traces de la tuberculose préexistante et constate de visu sa guérison complète.

Observation XXXVIII. — Largeau. *Soc. de chirurgie*, 1888, p. 816. *Hydrocèle vaginale et épiplocèle chez un enfant de 5 ans. Epiploïte tuberculeuse. Cure radicale de l'épiplocèle, de l'hydrocèle et de la tuberculose* (Résumé).

S..., âgé de 5 ans 1/2, a toujours eu une santé délicate ; pas de maladie grave antérieure. Père mort d'une affection abdominale tuberculeuse probable ; grand-père mort d'une affection de poitrine.

Hernie inguinale, datant de la première enfance qui aurait guéri par le port d'un bandage mais qui a récidivé.

Le 15 décembre 1886, je suis appelé pour l'examiner. Depuis quelque temps l'enfant, fatigué, mange mal, se plaint du ventre, a de la diarrhée, de la fièvre vespérale ; depuis quinze jours il est au lit, sa fièvre a augmenté, une douleur vive s'est manifestée dans la région inguinale ; on a d'abord pensé à une fièvre typhoïde légère.

Actuellement le ventre est très ballonné, la sensibilité de la paroi est peu vive, et il y a du tympanisme en trois points. Dans la région inguinale droite existe une tumeur allongée, commençant au testicule et remontant dans l'abdomen par l'anneau inguinal; cette tumeur est composée de deux parties distinctes, savoir : une hydrocèle du volume d'une noix autour du testicule, et au-dessus une épiplocèle nettement lobulée, avec un certain empâtement périphérique pas très douloureux, sans rougeur ni œdème de la peau. On pense à une épiplocèle enflammée, ayant entraîné par action réflexe le ballonnement si considérable du ventre ; comme il n'y a pas de sensibilité vraie du ventre, pas de vomissements, nous écartons l'idée d'une péritonite généralisée et nous croyons que la résection de l'épiploon hernié, suivi de la cure radicale de la hernie, fera cesser les accidents.

Opération le lendemain. Incision sur la hernie. L'épiploon mis à nu, se présente couvert sur toute sa surface de petites granulations rondes, comparables à des grains de tapioca cuit ; pas de liquide dans le sac ; on détache facilement les adhérences de cet épiploon à la partie inférieure du sac ; on peut alors aisément attirer au dehors une grande partie de l'épiploon et on constate que les granulations ont envahi toute la partie visible de cette portion de la séreuse ; l'épiploon est lié, réséqué à sa base et réduit. A ce moment, il sort de l'abdomen 1/2 litre au moins de liquide clair, issue facilitée par la pression des flancs. Le sac est ensuite disséqué et réséqué ; la vaginale est aussi incisée, lavée et suturée.

Les suites opératoires furent très simples, la fièvre, le ballonnement de l'abdomen diminuent, l'appétit revient, l'enfant se lève et marche à la fin de janvier.

En octobre 1888, l'enfant continue à très bien se porter ; son ventre n'est ni ballonné, ni sensible. La hernie et l'hydrocèle se maintiennent guéries.

On ne peut savoir si la tuberculose était localisée ou si elle avait envahi tout l'abdomen ; la quantité de liquide sortie de la cavité abdominale, et le tympanisme doivent faire supposer l'invasion tuberculeuse d'une grande portion ou de la totalité de l'épiploon.

L'examen histologique des granulations fait par MM. Cornil et Toupet ont démontré nettement leur nature tuberculeuse.

Observation XXXIX. — Caspersohn. *Centrblt f. Chir.*, 1890, p. 807, n° 42.

Un enfant de 14 ans, malade depuis 3 ans, présente, entre l'ombilic et la symphyse, une tumeur dure, irrégulière, bosselée. La laparotomie montre qu'il s'agit du péritoine épaissi, infiltré, tuméfié dans toute son épaisseur et présentent des masses caséeuses, ramollies par place ; sur l'intestin il existe de nombreuses granulations gris jaunâtre. L'intestin est désinfecté avec du sublimé et la plaie suturée. Réunion par première intention. Plus tard, il y eut récidive de la tuberculose sur la cicatrice qui devint fongueuse : La guérison fut obtenue par des cautérisations des parties malades. Un an après, la santé de l'enfant était parfaite et son état général excellent.

L'examen microscopique d'un fragment péritonéal enlevé y démontra l'existence de bacilles tuberculeux.

Observation XL. — Miller. *Edinb. M. J.*, octobre 1890, p. 341.

M. F..., âgée de 10 ans. Admise à l'infirmerie, le 10 février 1890, pour une tumeur douloureuse de la jambe gauche.

Le 22 janvier, trois semaines auparavant, l'enfant s'était plaint d'une vive douleur abdominale avec vomissement et diarrhée, symptômes attribués à des « dumplings » qu'elle avait mangé la veille ; les vomissements s'arrêtent le 23 janvier, mais la douleur un peu moins intense et la diarrhée persistent.

Le 29, elle commence à se plaindre de la jambe gauche : les douleurs d'abord très vives devinrent bientôt plus légères.

L'enfant a toujours été faible et a eu des adénites cervicales suppurées jusque tout récemment. Bons antécédents héréditaires.

Au moment de son admission l'enfant est très émaciée et dans une condition misérable ; elle a deux ou trois cicatrices sur les parties latérales du cou, dont une tout nouvellement formée. La jambe gauche est fléchie à la hanche et au genou avec légère tendance à la rotation externe. Gonflement considérable de la partie antérieure de la cuisse, s'étendant au genou à une distance assez grande sur la cuisse ; fluctuation évidente à la palpation. Tuméfaction légère de l'abdomen et diarrhée : selles très liquides ou semi-solides.

Diagnostic : Périostite du fémur avec abcès probablement extra-périostal.

Traitement : Le 13 février, Miller fait 2 incisions sur la partie inférieure de la cuisse ; l'os n'est pas dénudé ; drainage. La température reste élevée et on se préparait à inciser le périoste lorsqu'en faisant le pansement deux jours après, on trouve l'os dénudé à la partie inférieure : pas d'autre intervention.

Dix jours après, on enlève le tube supérieur et peu après l'inférieur : la plaie inférieure guérit en 3 semaines, la supérieure ne guérit qu'à la fin mars.

La diarrhée dont souffrait l'enfant persiste après l'opération et résiste à tous les traitements.

Le 18 février, on donne un lavement pour vider la partie inférieure de l'intestin : il diminue la diarrhée et réduit les selles de 4 ou 5 à 2 par jour.

Le ballonnement de l'abdomen augmente beaucoup à la fin de février, et on y constate facilement l'existence d'une collection liquide. Le toucher rectal indique que le cul-de-sac de Douglas est descendu, saillant et plein de liquide. Se basant sur ces symptômes, on fait le diagnostic de péritonite tuberculeuse, et on demande à des amis de l'enfant l'autorisation de faire la laparotomie.

Le 9 mars, on constate une rougeur marquée de l'ombilic, une saillie en avant d'une portion de la paroi abdominale, qui est rouge et présente une tumeur du volume d'une noisette. Craignant la rupture spontanée, Miller incise la tumeur et retire 18 onces de pus épais. Pansement avec de la ouate de bois : ce pansement est changé deux fois pendant la nuit. Le jour suivant l'écoulement est moindre, si bien que l'après-midi on fait un pansement au baume de Friar, mais il redevient abondant le jour suivant.

Le pus moins épais s'écoule toujours en grande quantité.

Le 17 mars, avec le consentement de la famille, Miller fait la laparotomie pour laver la cavité. Incision médiane, sous-ombilicale, de trois pouces de long, plus rapprochée du pubis que de l'ombilic ; on ouvre la cavité abdominale à la partie supérieure de la plaie. Les intestins sont très adhérents entre eux et à la paroi, et on ne fait aucun essai pour rompre ces adhérences. Le péritoine très épaissi, a l'aspect d'une synoviale couverte de fongosités gélatineuses. La cavité est largement lavée avec de l'eau boriquée chaude et la plaie est complètement réunie avec cinq points de suture. La température reste normale après l'opération, mais s'élève le lendemain.

Le 18 mars, vu l'élévation de la température, on désunit la plaie en bas et on y place un drain en verre ; au moment de l'ouverture de la cavité abdominale il sort 8 onces de liquide coloré, sanguino-purulent. A partir de ce moment, la température reste normale.

Le 21 mars, comme la cavité abdominale présente un assez grand orifice pour l'écoulement des liquides, on supprime le drain ; la plaie bourgeonne. L'enfant n'a pas encore eu de garde-robes. Un lavement provoque une selle peu abondante.

Le 27 mars, la plaie continue à bourgeonner ; pour en rapprocher les lèvres, on y applique des bandelettes agglutinatives.

On continue le pansement tous les deux ou trois jours et le 29 avril, la plaie est linéaire, on cautérise les bourgeons charnus exubérants. L'enfant se lève la septième semaine et est envoyée de suite à l'hôpital de convalescence, à Gilmerton.

La diarrhée a disparu complètement et il n'y a aucun symptôme de manifestation tuberculeuse nouvelle.

Observation XLI. — Wright. *The Lancet*, 1891, I, p. 364.

Une fillette de un an, très bien portante jusqu'au 10 janvier 1887, a, à ce ment, des troubles dyspeptiques qu'Ashby attribue à une hypertrophie des ganglions mésentériques. Amélioration d'abord par un traitement approprié. Le 8 mars, vomissements, constipation, l'enfant rejette absolument tout ce qu'elle prend. Le Dr Massiah trouve l'abdomen distendu avec de la matité dans l'hypogastre ; rien au toucher rectal. Température de 37°,7 à 38°,9.

Le 10, je la vois avec le Dr Massiah. Facies amaigri et pincé, yeux cernés ; abdomen très ballonné et très distendu. Matité dans l'hypogastre, douleur et plus grande résistance dans la fosse iliaque gauche ainsi qu'à droite et au-dessus de l'ombilic. Au toucher rectal, pas de signes d'invagination, mais masse dans la fosse iliaque gauche, que l'on suppose être des anses intestinales adhérentes et agglutinées. Pas de ténesme ; un lavement est rendu sans matières, ni mucus, ni sang évacué par le rectum ; on ne trouve pas de tumeur nette dans l'abdomen. On pose le diagnostic d'abcès péritonéal localisé avec adhérences intestinales généralisées et on porte un mauvais pronostic. On propose la laparotomie comme étant la seule chance de salut.

Incision sous-ombilicale ; péritoine épaissi et rougeâtre, les organes sont si bien soudés ensemble qu'on ne trouve pas d'abord de cavité. Après avoir doucement séparé les adhérences, il s'échappe environ une demi-pinte de pus fétide, clair et grumeleux, le ballonnement abdominal persiste. En passant un doigt dans l'abdomen, on trouve les intestins absolument adhérents entre eux.

Une grande cavité allant de la fosse iliaque gauche jusqu'à droite de l'ombilic est lavée et drainée. Les vomissements s'arrêtent.

Le 11, des matières fécales sortent par la plaie ; il est évident que l'intestin s'était ouvert dans la cavité, qui est de nouveau lavée.

Le 12, Temp. : 40°,5. Tout ce que l'enfant prend par la bouche passe presque tout de suite par la plaie. L'enfant s'affaiblit rapidement. La température monte à 41° malgré l'antipyrine, et la mort arrive le 13 au matin.

Autopsie. — Adhérences intestinales généralisées, sauf au niveau du côlon qui est libre, Péritonite tuberculeuse généralisée. La cavité de l'abcès était bien drainée. Les lésions étaient évidemment d'époques différentes ; il y avait des adhérences anciennes et un abcès récemment formé. L'ouverture intestinale était apparemment haut placée dans l'intestin grêle, mais son siège exact ne put être déterminé. Il existait quelques tubercules dans le poumon droit.

Observation XLII. — Personnelle.

La petite S..., Aurélie, âgée de 9 ans et demi, nous est envoyée à la consultation des Enfants-Malades par notre excellent collègue et ami Triboulet, et elle entre à Bichat, le 20 juin 1891.

Son père est bien portant ; sa mère a depuis 5 ans une laryngite chronique suspecte ; deux autres enfants sont en bonne santé ; un est mort à 18 mois des suites d'une laryngite diphtéritique.

Elle a eu la rougeole à 8 mois, la coqueluche à 1 an 1/2, une fracture de cuisse à 2 ans, la varicelle à 3 ans ; jamais elle n'a présenté ni gourme ni kératites, ni adénites chroniques. Depuis l'âge de 4 à 5 ans elle est sujette à des bronchites qui se répètent, mais qui ont une courte durée.

Sa mère fait remonter le début de l'affection actuelle au 13 mai et l'attribue à un coup de pied que l'enfant aurait reçu à l'école. D'après elle, jusqu'à cette époque, l'enfant n'avait accusé aucun trouble digestif, aucune douleur abdominale ; ce jour-là, elle se serait alitée avec un ventre ballonné et douloureux, une fièvre vive, des sueurs abondantes et des vomissements très fréquents. Ces accidents aigus se sont amendés lentement : le volume du ventre a un peu diminué, les douleurs abdominales se sont atténuées et les vomissements arrêtés ; à la diarrhée du début a fait place une constipation opiniâtre ; mais l'enfant a énormément maigri. Depuis une huitaine, les accidents ont repris une certaine acuité ; la diarrhée a reparu, avec des coliques intermittentes très violentes, persistant un jour ou deux, et une fièvre intense ; la mère se décide alors à conduire sa fille à l'hôpital.

20 juin. — *État actuel :* Cette enfant pâle, chétive et malingre présente un amaigrissement extrêmement marqué ; sa peau, flasque et ridée, recouvre des membres squelettiques : les cuisses mesurent 22 centim. 1/2 à leur partie moyenne et le bras 11 centim. Son poids est de 16 kilogr.

Son abdomen volumineux et distendu contraste avec le peu de développement et l'amaigrissement de son thorax. La peau, squameuse et rugueuse, présente dans la région sous-ombilicale trois cicatrices produites par l'application de mouches de Milan ; on aperçoit aussi une légère dilatation du réseau veineux sous-cutané sous-ombilical. Le ventre, qui n'est pas étalé et qui bombe en avant, est partout augmenté de volume ; mais il existe juste au-dessous de l'ombilic une zone large d'un travers de main qui fait en avant une saillie spécialement marquée. La circonférence ombilicale est de 55 centim. ; il y a, de l'ombilic au pubis, 10 centim., à l'appendice xiphoïde 12 centim., à l'épine iliaque antérieure et supérieure droite 13 cent., à l'épine correspondante gauche 12 centim.

La percussion donne de la matité dans une zone large de trois travers de doigt dans la fosse iliaque gauche et l'hypogastre et d'un travers de pouce dans la fosse iliaque droite : elle prend ainsi la forme d'un croissant à concavité supérieure plus large à gauche, allant en s'effilant dans la fosse iliaque droite. Cette percussion est douloureuse sur toute cette étendue, mais elle l'est surtout dans la fosse iliaque gauche où, pratiquée légèrement et superficiellement, elle fait pleurer la malade. Cette matité est fixe et ne se déplace pas dans les décubitus latéraux. Dans tous les autres points, la sonorité est tympanique.

A la palpation, on sent, au niveau et un peu au-dessous de l'ombilic, sur une étendue transversale de 10 centimètres et verticale de 5 centimètres, un gâteau d'empâtement, un plastron assez dur, à limites périphériques diffuses, très douloureux et faisant corps avec la paroi ; au niveau de la fosse iliaque gauche, les muscles sont tendus et la moindre pression est si douloureuse qu'on ne peut palper les parties profondes ; dans la fosse iliaque droite, on ne sent rien d'anormal. On ne constate nulle part ni cris intestinaux, ni frottement.

La matité hépatique, de 6 centimètres sur la ligne mamelonnaire, ne dépasse pas les fausses côtes ; la rate n'est pas sensible à la percussion.

L'examen du thorax ne révèle aucune trace de pleurésie ; la respiration est pure partout, sauf dans la fosse sus-épineuse gauche où l'inspiration et l'expiration sont un peu plus rudes qu'à droite, sans être prolongées, sans s'accompagner de modification appréciable à la sonorité. Les battements cardiaques sont normaux.

Les urines, normales comme quantité, contiennent 13 gr. 25 d'urée par 24 heures.

Dans les plis inguinaux et les régions carotidiennes, il existe plusieurs ganglions peu volumineux.

Les troubles fonctionnels sont très accusés ; la malade, triste et abattue, éprouve, depuis son entrée, des douleurs sous forme de coliques violentes, localisées dans la fosse iliaque gauche et la zone péri-ombilicale voisine ; elle a pleuré et crié toute la nuit. Elle ne prend aucune nourriture, ne supporte qu'un peu de lait ; elle n'a pas vomi et a eu 4 ou 5 selles liquides et fétides.

Du 20 au 25 juin, l'état se modifie peu : l'enfant a une température qui atteint le soir 39° et 40°, les douleurs abdominales intermittentes persistent avec la même intensité, rendant tout repos impossible, la diarrhée continue ; la malade pleure et crie jour et nuit et ne s'alimente plus. Ayant été désinfectée pendant cette période, on l'opère le 25 juin.

Laparotomie, le 25 juin, par M. Hartmann, aidé par nous ; le chloroforme donné par Mme Magnus est très bien supporté.

On fait une incision sous-ombilicale de 5 centimètres environ et on sectionne lentement les divers plans successifs qui sont très vasculaires, ce qui nécessite l'application de nombreuses pinces. Après avoir détaché de sa gaine le muscle droit antérieur du côté droit, on trouve, en haut, un tissu lisse et grisâtre, dépourvu de graisse, saignant en nappe au moindre coup de bistouri qui va avec la plus grande prudence, à tout petits coups de pointe ; cette surface adhère intimement de chaque côté aux lèvres de l'incision. Craignant que ce ne soit l'intestin adhérent, on revient à la partie inférieure de la plaie. On constate, à ce niveau, quelques pelotons adipeux jaunâtres, assez gros, mais il est difficile de se rendre compte s'ils appartiennent à l'épiploon ou à la graisse propéritonéale. Cette couche mince est incisée à petits coups de pointe ; profondément on aperçoit alors une petite masse d'aspect caséeux et du volume d'un pois. La sonde cannelée, portée en ce point, déchire une paroi très mince et donne immédiatement issue à du pus un peu séreux qui s'échappe avec quelques bulles gazeuses ; après l'issue d'un verre à madère de ce pus, il sort un liquide puriforme plus jaunâtre, ayant les caractères du contenu intestinal.

Le petit doigt introduit par cet orifice, reconnaît l'existence d'une poche s'enfonçant vers la fosse iliaque gauche, dépassant un peu à droite la ligne médiane et remontant jusqu'à l'ombilic où elle paraît fermée par des adhérences de l'épiploon à la paroi abdominale ; quant à sa paroi profonde, elle paraît constituée par les anses intestinales accolées, lisses et rougeâtres, sans granulations tuberculeuses apparentes. En résumé, il existe à la partie inférieure gauche de l'abdomen, une poche purulente paraissant communiquer avec l'intestin et complètement indépendante de la grande cavité péritonéale. Elle est lavée avec un litre d'eau boriquée stérilisée et bouillie, jusqu'à ce que le liquide ressorte clair ; un drain du volume du petit doigt est introduit dans le fond de la cavité ; sutures à trois étages, les deux profonds (péritoine et muscle) à la soie, le superficiel (peau) au crin de Florence. Un fragment de la paroi de la poche est inoculé le jour même sous le péritoine d'un cobaye.

Le 25, soir. T. 37,°4, pouls 120, assez fort, respiration 40. La petite malade ne souffre pas du ventre ; elle n'a pas eu de vomissemets et n'est pas abattue. Le pansement est complètement traversé par un suintement jaunâtre, très abondant, contenant des grumeaux de même couleur et ayant une odeur intestinale très nette. Diète absolue. Potion avec cinq centig. d'extrait thébaïque.

Le 26, matin : T. 37°, pouls 128. L'enfant a passé une assez bonne nuit et a reposé ; elle n'accuse aucune douleur abdominale et ne vomit pas. Elle urine seule. Le pansement est encore traversé par un suintement analogue à celui de la veille. Potion de Todd avec cinq centig. d'extrait thébaïque ; bétol et salicylate de bismuth 2 gr. en deux fois. Lait. Soir : on refait le pansement qui est encore traversé.

Du 27 au 3 juillet. La température reste normale et le pouls revient à sa fréquence habituelle dès le 28. L'enfant n'éprouve aucune douleur ; les coliques si vives qu'elle avait avant l'opération ont cessé complètement ; l'état général est bon. Notre excellent collègue et ami, M. Michon, dans le service de qui elle se trouve, lui fait son pansement deux fois par jour ; le suintement est toujours extrêmement abondant et a les caractères du contenu intestinal ; il a produit un érythème considérable de la paroi, que l'on combat avec de la vaseline à l'acide borique et à l'oxyde de zinc.

L'enfant est alimentée exclusivement avec du lait et des œufs et prend toujours 3 gr. de bétol et de salicylate de bismuth.

Le 3. On raccourcit un peu le drain et on enlève les crins : la réunion primitive de la plaie est complète, malgré le suintement intestinal très abondant.

Du 4 au 13. Un drain de calibre inférieur au premier est placé dans la plaie : le suintement est toujours très abondant et nécessite deux pansements par jour. A deux reprises, on lui donne du bleu de méthyle, pour savoir si la fistule communique avec l'intestin, mais on n'obtient aucune coloration du suintement. On augmente l'alimentation : l'enfant prend de la viande et du pain ; même médication.

Du 13 au 23. On ne fait plus qu'un pansement par 24 heures, la température reste toujours normale ; les forces reviennent, l'état général est excellent, la petite malade engraisse. Elle se lève le 23 juillet et le 1er août elle n'a dans son trajet fistuleux qu'un tout petit drain de 4 cent. de long, qui laisse écouler un liquide jaunâtre, séreux, analogue à du liquide intestinal, en quantité très faible.

14 *août :* La petite malade est emmenée par sa mère. Sa cicatrice a 4 centim. de longueur, arrive à 3 cent. de la symphyse et ne présente pas d'éventration ; sur sa partie moyenne se trouve l'orifice fistuleux, en cul-de-poule, admettant un tout petit drain, qui laisse écouler une sérosité jaunâtre peu abondante, tachant à peine le pansement. L'abdomen ne tombe plus en avant ; il est plutôt étalé et la saillie de la région ombilicale a disparu complètement. La peau n'est plus lisse, squameuse, elle a repris ses caractères normaux ; le réseau veineux sous-cutané a un développement à peu près normal. La mensuration donne : de l'ombilic au pubis, 8 cent. 1/2 ; à l'appendice xiphoïde, 12 centim. ; à l'épine iliaque antérieure et supérieure droite, 12 cent. 1/2 ; à l'épine correspondante gauche, 12 centim. La palpation est absolument indolore, alors qu'avant l'opération, la moindre palpation suffisait pour faire crier l'enfant ; on peut actuellement saisir l'abdomen à pleines mains et le palper très profondément sans qu'elle accuse la moindre douleur. Cette palpation fait constater un vaste gâteau occupant la partie moyenne du ventre, allant du pubis presque jusqu'à l'appendice xiphoïde ; ce gâteau induré commence à gauche, un peu en en dehors de l'épine iliaque antérieure, pour remonter vers la première côte flottante ; à droite, il suit à peu près le bord externe du muscle droit antérieur et envoie un prolongement dans la fosse iliaque correspondante ; en bas, il descend jusqu'au pubis ; en haut, il se perd au-dessus de l'ombilic. Tout ce plastron présente une surface irrégulière, noueuse, indolore, immobile sur les plans profonds, tandis que la paroi glisse facilement sur lui ; en le prenant entre les deux mains, on constate facilement son immobilité absolue sur les plans profonds. Cette palpation bimanuelle fait aussi percevoir que son bord gauche est constitué par une arête vive, dure et tranchante qui doit être constituée par le grand épiploon induré et tendu comme une corde. Les flancs sont absolument souples. Dans ces recherches, on ne provoque ni gargouillements, ni froissements amidonnés. Quant à la percussion, elle donne de la sonorité partout, sauf dans les fosses iliaques et l'hypogastre où il existe de la submatité à la percussion superficielle et une sonorité normale à la percussion profonde.

La diminution de volume de l'abdomen, l'absence de reproduction du liquide, démontrent l'heureux effet de l'intervention sur l'état local ; les modifications de l'état général sont encore plus manifestes et l'enfant est presque méconnaissable. Cette petite malade, squelettique, au facies décharné, triste et maussade, immobilisée au lit avec de violentes douleurs abdominales lui arrachant des cris et des larmes et rendant tout repos impossible, ne s'alimentant plus, vomissant sans cesse et ayant tous les soirs une température de 39° à 40°, actuellement se lève, court, joue et rit toute la journée ; sa température est normale, ses douleurs ont disparu, son appétit est excellent et ses fonctions digestives se font régulièrement. Elle pèse 20 kilog., et a par conséquent augmenté de 4 kilog. en un mois et demi ; la circonférence de ses cuisses mesure 20 centim., celle de ses bras 15 centim., ce qui donne une augmentation d'un bon tiers. Les ganglions carotidiens ont disparu presque complètement, ainsi que la rudesse respiratoire et la submatité du sommet du poumon gauche. En somme, à la voir ainsi engraissée, courir et jouer dans la salle, on ne pourrait supposer l'état si défectueux dans lequel elle se trouvait avant l'opération.

1er *novembre :* L'enfant revient pour montrer sa fistule qui persiste toujours et qui donne lieu à un suintement jaunâtre peu abondant; le stylet pénètre encore en haut et à gauche à une profondeur de 5 centimètres environ, dans une espèce de poche rétropariétale; il permet à sa sortie l'issue d'une sérosité roussâtre chargée de petits grumeaux d'aspect caséiforme. Le ventre est partout souple et indolore ; on ne sent plus d'empâtement en aucun point.

L'état général reste excellent. La malade pèse 21 kilog. ; elle mange avec beaucoup d'appétit, court toute la journée et demande à rentrer à l'école.

3 février 1892. La fistule est complètement fermée depuis trois semaines. Ventre absolument souple, sans la moindre trace d'induration, plat, indolore. Poids, 21 kilogr. 500. Circonférence ombilicale, 48 centim. 1/2. Circonférence à la partie moyenne des cuisses, 34 centim., des bras, 16 centimètres. Excellent état général. La malade va à l'école depuis un mois.

Examen bactériologique. — Inoculation : Le cobaye inoculé avec le fragment de la paroi de la poche suppurée est sacrifié le 14 août. Cet animal, très amaigri, ne présente rien d'anormal dans le tissu sous-cutané, ni dans le système ganglionnaire superficiel.

Sur le péritoine pariétal, au point d'inoculation, se trouve un noyau gros comme un pois, très induré, auquel adhère le grand épiploon ; au voisinage existent deux granulations jaunes très nettes.

Les viscères abdominaux sont presque tous atteints, mais la tuberculose présente une prédominance excessivement marquée dans le foie ; on y constate de nombreux tubercules dont quelques-uns ont le volume d'une lentille. Sur la rate il existe quelques granulations grises très fines, ainsi que sur le poumon gauche.

En somme, les lésions tuberculeuses sont manifestes, mais elles prédominent dans le foie.

Observation XLIII. — Hedrich. *Gaz. méd. Strasbourg*, 1er août 1890, p. 30.

Le 10 décembre 1888 entre au service de la salle 103 le nommé Léon S..., de Neuhof, âgé de 7 ans.

Depuis environ un an, il se plaint de douleurs dans la région abdominale, tout en continuant à aller à l'école et à jouer avec ses camarades.

Père et mère bien portants ; de même 9 frères et sœurs dont le plus âgé a 14 ans.

En fait d'antécédents personnels, le petit S... tout en étant délicat n'a jamais été sérieusement malade.

Contre son malaise actuel, on a employé sans succès des vermifuges. Depuis quatre semaines environ, l'abdomen devient plus sensible et plus ballonné ; le malade est obligé de garder le lit. Quinze jours avant son entrée au service, tuméfaction dans la région de l'ombilic, avec rougeur et douleurs intenses.

Au moment de son entrée, on constate encore les symptômes ci-dessus mentionnés ; mais pas de diarrhée, plutôt de la constipation ; puis une sensibilité très prononcée de tout l'abdomen à la pression ; inappétence et émaciation ; par contre, aucune élévation de température. L'examen des organes viscéraux ne révèle rien de particulier.

Le diagnostic de phlegmon péri-ombilical subaigu ayant été posé, on incise la partie la plus saillante de l'ombilic le 11 décembre 1888. On tombe dans une grande cavité à parois recouvertes de fausses membranes pyogéniques avec contenu fongueux. Ce foyer s'étend latéralement des deux côtés jusqu'aux lignes mamillaires ; vers le bas à 3 à 4 centim. au-dessous de l'ombilic, jusque sur le péritoine ; des gaz fétides sortent par la plaie, sans que l'on puisse constater de perforation du péritoine ni de l'intestin.

Curage de la cavité et désinfection avec solution de chlorure de zinc à 10 0/0. Tampons de gaze iodoformée. Les masses fongueuses de ce foyer, examinées par M. le professeur de Recklinghausen, contiennent des tubercules et des cellules géantes.

Le 13. Premier pansement, lavage antiseptique, drainage. Le malade ne se plaint guère, l'appétit reprend.

Le 15. Suppression des tubes.

Le 19. On constate, en renouvelant le pansement, un grand lombric dans les pièces de mousseline.

Dans la suite la suppuration devient très abondante. De temps en temps élévation de température jusqu'à 38°,6 et 38°,9 le soir, accompagnée d'inappétence et d'amaigrissement progressif. Pansement tous les deux jours ; urines toujours normales.

Un mois après l'opération, le 7 janvier 1889, on trouve dans le pansement des matières fécales. Plus tard le malade est atteint de diarrhée ; les selles contiennent du pus. A différentes reprises on trouve des matières fécales dans le pansement.

Le 11 avril (quatrième mois) la fistule suppure de plus en plus. Il se forme même une nouvelle fistule en dehors de la ligne mamillaire gauche au niveau de l'ombilic.

En présence de la marche de plus en plus inquiétante de l'affection, on procède le 16 avril 1889 à une seconde intervention, qui consiste en une incision transversale reliant les deux fistules du bord interne et externe du muscle droit du côté gauche au niveau de l'ombilic. Après avoir divisé ce muscle transversalement dans toute son épaisseur, on tombe cette fois-ci encore sur des masses fongueuses et caséeuses, qu'on poursuit vers le bas et vers le flanc gauche. Plusieurs incisions sont nécessaires. Ces masses fongueuses paraissent cette fois-ci évidemment partir de la cavité péritonéale pour s'étendre entre la face externe du péritoine et la face inférieure des muscles droits, qu'elles avaient percé en deux endroits dans la région de l'ombilic. Au cours de la désinfection, le péritoine épaissi, mais friable, se rompt spontanément ; l'intestin fait hernie, et on constate sur la séreuse intestinale enflammée et gonflée par l'injection de ses vaisseaux, de très nombreux tubercules miliaires de la grosseur d'une lentille, non suppurés ; les glandes lymphatiques du mésentère sont augmentées de volume.

Suture du péritoine sans lavage préalable et suture partielle de la plaie cutanée.

A la suite de cette intervention, la température baisse et ne dépasse que très exceptionnellement, le soir, la normale de quelques dixièmes.

L'état général s'améliore, mais de temps en temps on constate encore des matières fécales dans le pansement, tandis que la guérison de la plaie fait des progrès visibles.

Le 28, enlèvement des sutures ; la plaie est fermée ; il ne reste qu'une fistule à l'ombilic. Le petit malade quitte le service en assez bon état de santé générale, pour revenir se faire panser tous les huit jours.

Le 15 juin, sa mère nous apporte deux nouveaux lombrics qui avaient passé par la fistule. On renouvelle le pansement au service et séance tenante deux autres lombrics sortent par la fistule.

De retour à la maison, il en sortit au courant du mois de juillet encore huit autres, en tout treize, en dépit des vermifuges administrés qui n'ont d'autre effet que l'issue d'un seul lombric avec les selles.

A l'heure actuelle, dixième mois après le début de la maladie, le malade n'est pansé que tous les 8 à 10 jours, la fistule persiste mais suppure très peu. L'état général est des plus satisfaisants : augmentation considérable de poids, point de douleurs de l'abdomen, bon appétit et coloration normale de la face ; selles normales, plus de lombrics. L'absence de matières fécales dans le pansement prouve que la fistule intestinale est fermée.

Observation XLIV (résumée). — Launois. *France médicale*, 1882, II, p. 25.

R..., 5 ans, entre le 24 janvier 1882 dans le service de M. de Saint-Germain. Père mort de phtisie galopante ; rougeole à 2 ans 1/2, ophtalmie quelques mois plus tard.

Le 25 décembre, la mère allant voir sa fille qui est en garde, la trouve malade depuis plusieurs jours, avec des vomissements, de la diarrhée, du ballonnement et des douleurs abdominales ; le médecin fait craindre une fièvre typhoïde. Cet état persiste jusqu'à son entrée à l'hôpital le 24 janvier.

A ce moment, on trouve une tuméfaction considérable et globuleuse de la partie moyenne du ventre, avec matité fixe, où l'on perçoit nettement la sensation de flot ; douleurs vives à la palpation. L'ombilic forme une petite saillie rougeâtre, dépressible et à 6 centim. au-dessous la paroi abdominale est rouge et empâtée. Très mauvais état général ; facies grippé, gémissements fréquents, 38°,5, pas de vomissements, selles liquides. Poumons sains ; ganglions carotidiens droits engorgés.

On pose le diagnostic de péritonite enkystée de nature probablement tuberculeuse.

Le 8 février on retire par une ponction 1,800 gr. de pus épais, filant ; deux jours après la température remontait à 39°,2 et la tumeur s'était reproduite.

Le 12, une double incision latérale permet l'écoulement d'une quantité considérable de pus et l'introduction d'un gros drain ; on fait des lavages boriqués.

Cessation de tous les accidents ; dès la fin de février le drainage était supprimé et l'enfant pouvait se lever. Elle sortait le 9 mars complètement guérie.

Observation XLV. — Walker et Hartley. Leeds and west Riding medico-Chir. Soc., 11 January, 1889, *Brit. med. J.*, 19 janvier, p. 136, 1890, I.

Walker au nom de M. Hartley lit l'observation d'un enfant de 2 ans 1/2, qui fut soigné il y a un an pour une fistule ombilicale avec tous les symptômes d'une péritonite tuberculeuse coexistante. On fit une incision et on racla les trajets fistuleux. Une quantité considérable de liquide séreux s'échappa. Le péritoine était couvert de tubercules. La plaie guérit et le malade est actuellement bien portant. (Le malade est présenté.)

Observation XLVI. — Caussade. *Revue des mal. de l'enfance*, 1888. (Résumée.)

Un enfant de 12 ans, né d'un père tuberculeux, est pris brusquement, il y a deux mois, d'une typhlite et d'une pérityphlite qui dure 6 semaines.

Après douze jours d'accalmie, des symptômes de péritonite qui s'aggravent apparaissent à la région hépatique et le malade entre à l'hôpital (25 février). Très émacié, terreux, couvert de sueurs, vomissant sans cesse, avec une fièvre hectique, il se plaint de vives douleurs au niveau du ventre qui est tendu, volumineux, élargi surtout au niveau de l'hypochondre droit. On trouve là une tuméfaction du volume d'une grosse mandarine, douloureuse, faisant partie d'une masse considérable, dure, rénitente, qui occupe toute la région hépatique et s'étend jusque dans la fosse iliaque droite. A la base du poumon droit, en arrière, existent quelques râles sous-crépitants moyens disséminés. On pose le diagnostic de périhépatite aiguë, probablement suppurée, entée sur une péritonite ancienne et s'étendant à droite jusque dans la fosse iliaque.

Les deux jours suivants la tumeur augmente brusquement de volume. M. Cadet de Gassicourt fait une ponction avec un trocart, mais rien ne sort. Le pus existait cependant car le lendemain il se produit une vomique et la tumeur sus-hépatique s'affaisse ; ce pus contient des bacilles de Koch en quantité notable. Après une amélioration de quatre jours, le rejet du pus par la bouche s'arrête, les douleurs et la tumeur sous-costale droite reparaissent, la fièvre se rallume, le malade retombe dans l'affaiblissement et la prostration ; on se décide à intervenir.

Le 8 mars, M. le professeur Lannelongue fait une incision en L sur la partie inférieure du thorax, la branche inférieure suivant le bord inférieur du thorax, la branche supérieure suivant le 7e espace intercostal où avait été faite la ponction ; il dissèque les lambeaux, met à nu le gril costal et résèque une partie du 7e puis les 8e, 9e et 10e cartilages costaux, enlevant ainsi un triangle dont la base a 8 cent. et les côtés 5 cent. 1/2. On voit alors qu'il s'agissait d'une périhépatite suppurée ; le foie était tout à fait indemne et l'état caséeux du pus écoulé ainsi que l'aspect de la paroi kystique ne pouvaient laisser de doute sur la nature tuberculeuse de l'affection.

Les suites opératoires furent très simples ; en deux mois à peine la plaie se comblait et arrivait à une cicatrisation complète ; la fistule pulmonaire se fermait huit jours après l'opération et à la sortie de l'enfant la respiration était facile, pure partout, et la cicatrice petite, non douloureuse.

Observation XLVII. — Personnelle.

Le nommé C..., Louis, âgé de 6 ans, entre à Trousseau, le 10 décembre 1890, dans le service de notre maître M. Cadet de Gassicourt. Ses antécédents héréditaires n'offrent aucun intérêt spécial : son père est bien portant et sa mère rhumatisante ; deux sœurs ont succombé à des affections indéterminées, l'une en naissant, l'autre à 2 ans, après 3 mois de maladie. Quant à lui, il a eu de la gourme dans sa première enfance et une kératoconjonctivite qui a persisté deux ans et dont il porte encore les vestiges ; à l'âge de 4 ans, il a eu une bronchite d'une assez courte durée, mais qui revient assez fréquemment.

Son affection actuelle a débuté dans les premiers jours de novembre insidieusement; son ventre s'est ballonné progressivement; ses digestions sont devenues difficiles et se sont bientôt accompagnées de vomissements qui, d'abord rares, se sont ensuite répétés presque tous les soirs; ses garde-robes sont devenues liquides; son caractère s'est modifié : il a cessé de jouer, et est resté triste et somnolent. Le 20 novembre, a apparu de l'œdème des pieds, qui peu à peu a gagné les deux membres inférieurs en totalité.

A son entrée à Trousseau, on constate un œdème très marqué des membres inférieurs, plus léger aux mains. L'abdomen est volumineux, peu douloureux à la palpation et présente une ascite abondante, libre. L'enfant a peu d'appétit, il ne vomit pas mais il a des selles liquides, fréquentes et fétides. Il tousse légèrement, quoique l'auscultation ne révèle rien d'anormal du côté des plèvres ou du poumon; les bruits du cœur sont normaux. Les urines ne contiennent pas d'albumine.

Pendant son séjour à Trousseau, du 10 décembre au 30 mars, on voit d'abord disparaître l'œdème des membres trois jours après son entrée et l'ascite dès la fin de décembre; on assiste à deux poussées aiguës du côté de l'abdomen, d'une durée d'une huitaine avec réaction péritonéale intense : pendant ces périodes, en effet, le ventre augmentait énormément de volume, l'enfant accusait de violentes douleurs abdominales spontanées sous forme de coliques, exaspérées par la moindre pression, vomissait absolument tout ce qu'il ingérait, avait des selles liquides et très fétides, pendant que sa température oscillait entre 38° et 39°. Dans l'intervalle de ces poussées, le ventre redevenait normal, indolore, les digestions se faisaient à peu près régulièrement, et la température redescendait entre 37° et 38°. A la fin de février, l'ascite reparaît, assez abondante, mais cloisonnée en apparence, et le thermomètre remonte au-dessus de 38°; cet épanchement se résorbe lentement et l'enfant conserve un ventre volumineux, sensible à la palpation, de l'anorexie, des vomissements passagers, de la diarrhée, et un léger mouvement fébrile.

En présence de cet état qui va sans cesse en s'aggravant, M. Cadet de Gassicourt veut bien nous confier cet enfant qui entre le 30 mars dans le service de notre excellent maître M. Terrier pour y être laparotomisé.

A son entrée à Bichat, on constate un arrêt de développement et un amaigrissement extrême de l'enfant. Il a à peine la taille d'un enfant de 4 ans; la peau des membres est flasque et ridée, squameuse; les saillies osseuses sont partout excessivement marquées, le tissu adipeux a disparu presque complètement et les masses charnues elles-mêmes sont atrophiées; la circonférence des cuisses à la partie moyenne ne mesure que 17 centimètres, celle des bras 10 centimètres. Son poids est seulement de 13 kilogr. 800. Il a perdu toute gaieté, refuse de jouer, et toujours somnolent il reste enfoui sous les draps, pelotonné en chien de fusil.

Son abdomen est uniformément saillant et tendu ; il ne présente pas de circulation veineuse collatérale notable ; il existe une éventration sus et sous-ombilicale d'un gros travers de doigt. La mensuration donne 55 c. 5 comme circonférence ombilicale ; de l'ombilic au pubis, 10 cent., à l'appendice xiphoïde 15 cent., à l'épine iliaque antérieure et supérieure droite 12 cent., à l'épine iliaque antérieure et supérieure gauche 11 cent.

La palpation est indolore ; elle ne fait reconnaître ni tumeur, ni induration profonde, ni empâtement, ni froissement péritonéal ; on trouve partout une résistance élastique uniforme. On sent déborder au-dessous des fausses côtes la rate d'un demi-centimètre et le foie d'un travers de pouce environ.

La percussion dénote un tympanisme étendu à presque la totalité de l'abdomen ; à droite seulement, dans le flanc et la fosse iliaque correspondante on trouve une matité très nette qui arrive jusqu'à la ligne médiane et qui se déplace fort peu lorsqu'on modifie le décubitus de l'enfant : on n'y perçoit aucune fluctuation.

L'examen de la poitrine démontre l'intégrité du cœur et de la plèvre ; les poumons eux-mêmes paraissent sains, à l'exception du sommet droit où l'on constate sous la clavicule de la submatité avec une respiration un peu plus rude qu'à gauche ; mais il existe des symptômes manifestes d'adénopathie trachéo-bronchique, un souffle bronchique très rude des deux côtés, plus accentué à gauche, de la matité dans la région interscapulaire et une toux sèche, fréquente survenant par quintes.

Les urines sont normales.

Dans la période préopératoire du 30 mars au 9 avril, l'enfant a eu encore une crise de douleurs abdominales très aiguës, lui arrachant sans cesse des cris, avec vomissements incoercibles et diarrhée fétide, très abondante, qui a duré trois jours. Les vomissements et les douleurs ont ensuite cessé, les selles sont restées fréquentes et liquides, l'appétit est un peu revenu et la température a oscillé entre 36°,8 et 37°,4.

On pose le diagnostic de péritonite tuberculeuse chronique avec très peu de liquide, peut-être enkystée, et on le désinfecte par des bains savonneux répétés, des pansements boriqués maintenus constamment sur l'abdomen et l'administration de paquets contenant un gramme de bétol et de salicylate de bismuth.

Le 9 avril il est opéré par notre maître et ami le Dr Hartmann avec notre aide. Une incision de 5 cent. est faite à égale distance du pubis et de l'ombilic et met à nu successivement la gaine du muscle droit et la graisse sous-péritonéale assez abondante. Le péritoine est saisi et sectionné entre deux pinces ; la boutonnière est agrandie aux ciseaux sur une étendue de 4 cent. Le péritoine ne présente ni injection, ni épaississement ; il est blanc pâle et a l'aspect lisse et lavé ; le grand épiploon très mince et d'apparence normale se présente au-devant de la plaie ; il est refoulé avec une éponge montée. On n'aperçoit aucune granulation tuberculeuse sur le péritoine pariétal voisin de l'incision, ni sur le grand épiploon, ni sur l'intestin qui est lui aussi pâle, lisse et lavé. L'index introduit dans l'abdomen ne sent nulle part d'empâtement, d'adhérences, de fausses membranes, mais il rencontre un assez grand nombre de ganglions indurés et hypertrophiés dont quelques-uns ont le volume d'une noisette.

Il ne s'écoule aucun liquide au moment de l'incision péritonéale ; on fait un lavage avec deux litres d'eau boriquée, stérilisée et bouillie à 4 0/0, à 37° et cette eau ressort d'abord teintée légèrement en jaune, ce qui prouve qu'il existait un peu d'ascite dans les parties déclives. Pendant cette injection, le pouls monte de 80 à 100 et 110 et revient à 80 dès que l'on cesse l'irrigation.

On suture à la soie le péritoine d'abord, puis le muscle droit et sa gaine ; la peau est réunie avec du crin de Florence. Pas de drainage.

9 avril soir. Temp. : 38°. Pouls à 120, fort, régulier. Un vomissement bilieux. Urine seul une heure après l'opération. L'enfant a d'abord accusé quelques douleurs abdominales et a essayé d'enlever son pansement ; sous l'influence d'une potion avec 5 centigr. d'extrait thébaïque il est devenu tranquille et a dormi dans l'après-midi.

Le 10. Bon état ; nuit très calme ; a uriné spontanément deux fois. Temp. : matin, 37°,4 ; soir, 37°,8.

Le 12. Le petit malade n'accuse aucune douleur ; il est apyrétique et il demande sans cesse à manger ; il a eu hier soir une selle abondante. Suppression de l'extrait thébaïque. Lait. Potages.

Le 14. Excellent état ; temp. normale. Absence complète de douleurs. Deux selles par 24 heures. Appétit vorace, crie constamment pour avoir une nourriture plus copieuse.

Le 19. Premier pansement : on enlève tous les points de suture ; réunion complète par première intention. Le ventre est souple, moins volumineux, indolore partout. Absence de toute colique. La température est toujours normale : le 16 seulement il a 38°,2, à la suite d'une indigestion par excès d'alimentation ; l'enfant, en effet, est toujours glouton et mangerait sans cesse.

Le 25. Apyrexie. Le petit malade reprend des forces ; son état général est meilleur, ses joues sont plus colorées, il est moins somnolent et commence à jouer sur son lit.

Le 29. Difficile à surveiller, il a eu encore hier une indigestion et a vomi deux fois ; il demande constamment à manger et dévore tout ce qu'on lui donne.

7 mai. L'enfant se lève depuis le 4 mai (il n'avait pas quitté le lit depuis le 10 décembre 1890) ; son état général est excellent, son facies est plus rose, sa figure moins émaciée.

L'abdomen est souple partout ; la submatité du flanc et de la fosse iliaque droits a disparu.

La circonférence ombilicale a diminué d'un centimètre et ne mesure que

54; la mensuration donne de l'ombilic au pubis 7 centim., à l'appendice xiphoïde 12 centim., à l'épine iliaque antérieure et supérieure droite 11 1/2, à l'épine iliaque antérieure et supérieure gauche 10 1/2.

Les membres sont aussi plus gros, les cuisses mesurent 20 centim. et les bras 11 centim. Enfin, son poids est de 13 kil. 800; il a, par conséquent, gagné 500 gr. en un mois.

L'amélioration porte surtout sur l'état des fonctions digestives; depuis l'opération, l'enfant dévore et digère facilement, alors que souvent auparavant il ne gardait seulement pas le lait; il n'a pas non plus depuis, éprouvé ces douleurs vives, ces coliques qui duraient plusieurs jours et lui arrachaient des cris et des larmes. Enfin, la reprise de ses jeux, le retour de sa gaieté, la disparition de sa somnolence prouvent encore l'amélioration considérable que lui a valu la laparotomie. Quant à ses lésions pulmonaires et médiastines, elles ne sont en rien modifiées.

Il quitte Bichat et rentre quelques jours à Trousseau pour ensuite aller à Forges.

Examen le 31 janvier 1892.

Enfant fort et en bonne santé. Poids, 15 kil. 700. Circonférence ombilicale, 53; circonférence des cuisses à la partie moyenne, 25 centim.

Ventre souple, indolore, sans induration, sans ascite.

État général excellent : l'enfant joue toute la journée ; il éprouve seulement encore à l'occasion d'écarts de régime quelques coliques intestinales qui durent peu.

Observation XLVIII. — Keetley. *The Lancet*, 1890, t. II, p. 1028.

M. W..., fillette de 4 ans, envoyée par le Dr Ball à The West London Hosp., chez le Dr Hood, le 1er juillet 1890. Elle était mal portante depuis douze mois, pendant lesquels elle avait eu une coqueluche avec congestion pulmonaire. Il y a 9 jours, elle s'éveilla brusquement une nuit, se plaignant d'une vive douleur abdominale. Le lendemain matin, selle spontanée; pas de garde-robes depuis les huit derniers jours. Les vomissements commencèrent 12 heures après la douleur et n'ont pas cessé depuis. Pas de sang ni de mucus dans les selles. Un frère est mort de consomption et un autre a eu un empyème. A son admission l'abdomen était distendu; de temps en temps l'enfant gémissait, et soulevait ses jambes; le ventre présentait des sillons et des dépressions comme dans les cas de distension intestinale. A la palpation, on trouvait une résistance considérable; pas de sensibilité apparente, ni de tumeur délimitable.

Tout était sonore, sauf le flanc gauche, qui était submat. Pas de hernie. Le lendemain même état. Dans l'après-midi, le Dr Hood et M. Keetley voient la malade et ce dernier ouvre l'abdomen par une incision médiane, un peu au-dessous de l'ombilic jusqu'au voisinage du pubis.

Les anses intestinales qui se présentent sont très enflammées, soudées ensemble en tous sens. Le doigt, introduit dans la cavité péritonéale, rencontre partout des adhérences sans étranglement. Il existait de la rougeur générale du péritoine et les deux feuillets de la séreuse étaient partout tapissés de tubercules. L'incision est alors suturée dans la moitié supérieure et dans le quart inférieur, deux lanières de gaze iodoformée imbibée de sublimé à 1/2000e sont laissées dans l'orifice (l'une allant dans le petit bassin, l'autre dans le flanc où les signes de péritonite étaient les plus marqués); application d'une couche d'ouate de bois, et bandage serré. Après l'opération l'enfant a des vomissements fécaloïdes quatre ou cinq fois entre cinq heures et minuit; grande agitation. Pouls 135, petit.

3 juillet. Pouls 150, plus fort; agitation toute la nuit; persistance des vomissements fécaloïdes; la malade garde un lavement nutritif, qu'elle n'avait pas conservé la veille. Pas de vomissements depuis 8 heures du matin; délire le soir.

Le 4. Pas de vomissements pendant la nuit, léger vomissement à 8 heures du matin et deux depuis. Le délire a continué la nuit, mais la connaissance revient depuis 9 heures 30 du matin. Les lavements sont gardés; selle spontanée ce matin, liquide, de couleur normale. L'ouate de bois est traversée et changée ce matin. L'après-midi, M. Keetley enlève les mèches de gaze iodoformée et rapproche les lèvres de l'orifice abdominal avec des épingles à suture et du fil d'argent; pansement à la gaze iodoformée et à l'ouate de bois. Température à 38°,7. Ce soir elle paraît mieux; température 36°,5, peau fraîche; elle a pris du lait coupé; pas de vomissements; quatre selles.

Le 5. Elle a dormi un peu mieux; la température reste basse; pouls à 120. Elle a pris du lait dans la nuit, qu'elle n'a pas rendu. Les lavements ont été gardés pendant le jour. Pas de vomissements de toute la journée. Pouls à 120, plein.

Le 7. Pas de vomissements depuis le 4. Elle paraît tout à fait bien ce matin; température normale.

Le 8. L'amélioration continue.

Le 12. Selles moulées maintenant; elle s'alimente bien. Le soir, état moins bon, vomissement de lait caillé; garde-robes dans la journée. A 9 heures du soir, elle retombait aussi malade qu'auparavant et accusait une vive douleur abdominale. Abdomen distendu. Température 36°,5, pouls à 135, plein; escarre au niveau des épingles à suture, qui sont enlevées: lavage au sublimé. Administration de séné.

Le 13. Selles après le séné; vomissements persistent; collapsus ce matin. Température 35°,8 (bouche); pouls à 150, très petit.

Le 14. Pansement; la plaie a meilleur aspect; pouls à 170, très petit; yeux excavés; vomissements persistent.

Le 15. Les lavements nutritifs ne sont plus gardés depuis la veille; les vomissements sont meilleurs; selle ce matin, comme de la purée de pois; ordonné un suppositoire nutritif, un thé au bouillon et du brandy; le soir le pouls est presque imperceptible.

Le 16. Mort à 6 heures du matin. Pas d'autopsie.

Observation XLIX. — Poncet, in thèse de Pic.

Jeune fille de 11 ans, entrée le 18 novembre 1890, salle St-Paul, dans le service de M. le professeur Poncet. Elle dit n'être malade que depuis 15 jours; cependant des renseignements ultérieurs permettent d'affirmer que son affection actuelle a débuté il y a au moins deux ou trois mois, mais il n'y a que quinze jours que se sont manifestés des symptômes d'occlusion intestinale d'abord incomplète, puis complète. Actuellement, la malade dit n'être pas allée à la selle depuis plusieurs jours ; elle souffre beaucoup du ventre, a quelquefois des vomissements et de fréquentes nausées. Son ventre est très ballonné, douloureux à la pression. La vessie est distendue ; après l'avoir vidée à l'aide d'un cathétérisme, on constate à la palpation la présence d'une induration paraissant constituée par des ganglions, et s'étendant depuis la fosse iliaque droite jusque sous le foie. Facies abdominal ; extrémités froides : pouls filiforme.

Séance tenante, la malade est transportée à la salle d'opération. Laparotomie latérale, au niveau de la tuméfaction iliaque. On tombe sur les masses senties à la palpation, et qui paraissent être des ganglions caséeux ; tous les intestins sont adhérents entre eux et à ces masses ; ils sont recouverts d'un semis d'innombrables granulations tuberculeuses. Liquide ascitique clair, en petite quantité. On ne peut trouver la cause de l'obstacle, et en raison de l'état général grave de l'enfant, on n'essaie pas de pratiquer un anus contre nature. La malade est, en effet, à l'agonie, et elle succombe peu après.

Autopsie : Les masses senties à la palpation et constatées par la laparotomie sont constituées par d'énormes ganglions mésentériques, caséeux ; trois sont situés au niveau de la fosse iliaque droite ; un d'eux a le volume d'un œuf, les autres, celui d'une noix. Adhérences entre toutes les anses intestinales entre elles et à la paroi abdominale. En voulant les dégager on produit de nombreuses perforations ; il faudrait les sculpter dans le tissu qui les environne, pour les isoler.

Ces adhérences sont en dégénérescence caséeuse. Les masses intestinales, avec les brides qui les enserrent entre elles et les unissent aux ganglions, forment un magma impossible à différencier ; c'est probablement ce fait qui explique l'occlusion intestinale.

L'intestin grêle est très congestionné et présente par places trois ou quatre ulcérations.

L'estomac est adhérent aux anses intestinales et au diaphragme.

Le foie est recouvert d'adhérences, il est gras.

Le cœur renferme dans le ventricule gauche un gros caillot blanc.

Thorax. — Pleurésie sèche sur toute la hauteur des deux côtés ; ces adhérences ne sont cependant pas assez solides pour empêcher de séparer l'un de l'autre les deux feuillets pleuraux.

De chaque côté, au sommet des poumons, quelques rares tubercules ;

en arrière, congestion de la base; atélectasie du bord libre; en avant, emphysème.

Observation L. — *Péritonite tuberculeuse. Pseudo-étranglement. Laparatomie. Guérison. Autopsie au bout de* 18 *mois*, par le Dr Le Bec, chirurgien de l'hôpital St-Joseph.

Jeanne L..., 13 ans, est apportée à l'hôpital St-Joseph le 22 avril 1886, dans un état très grave. Depuis trois jours, elle a été prise brusquement de tous les signes d'un étranglement interne. Le Dr Timé, médecin de la maison où elle est élevée, la voyait rarement et la soignait surtout pour une anémie grave.

Le 19 avril, la malade fut subitement prise d'une vive douleur dans le ventre, avec ballonnement considérable, arrêt des selles, vomissements, qui étaient nettement porracés à l'entrée de l'enfant. Le pouls était devenu petit, la face grippée, les yeux caves, la peau froide et plissée. En un mot, tous les signes du choléra herniaire.

Le toucher rectal ne révélait rien.

Le ventre était uniformément développé et sonore partout.

Mon diagnostic fut invagination intestinale grave.

Je donnai un lavement électrique de 20 m. préventif sans résultat.

Température 36°,2.

Le 22. L'état étant très grave, je fis la laparotomie.

Le ventre ouvert, il coule un peu de sérosité rosée.

Le péritoine se montre couvert de granulations miliaires rouges confluentes sur le péritoine pariétal et le péritoine vicéral.

L'intestin est libre partout et nulle part on ne trouve de bride ni d'invagination.

Le grand épiploon est rétracté, et se présente sous la figure d'une bande transversale épaisse et ayant deux travers de doigt de large.

Il est sans adhérences avec l'intestin. Ne trouvant pas là de cause d'un étranglement interne, je me décide à fermer le ventre; suture au crin de Florence à un seul plan.

Les 23, 24, 25. La malade est dans un état très grave. Pas de selles, les vomissements fécaloïdes reparaissent de temps en temps. L'haleine est infecte et la malade tousse beaucoup.

Elle se plaint d'une vive douleur dans le ventre, elle a des bourdonnements dans les oreilles, et une vive céphalalgie; elle a même un peu de délire.

La peau est sèche et terreuse.

La langue reste sèche. Dans les poumons des râles sibilants très étendus.

Le thermomètre oscille entre 36°,8 et 37°,8. Pouls entre 112 et 120.

Le 27. La malade semble renaître. Elle est moins abattue, elle sourit un peu. Dans la soirée une selle liquide, T. 37°,8.

Le 28. Plusieurs selles liquides.

Le 29. Mieux sensible. Les douleurs du ventre sont très faibles. La malade demande à manger.

Le 30. Les fils de la suture sont défaits. La réunion paraît obtenue. Malgré cette apparence, je mets par-dessus le pansement iodoformé, une large bande de diachylon.

Le 1er mai. On m'avertit à mon arrivée que le pansement est soulevé et que le lit est imbibé d'un liquide noir, qui coule sous le pansement.

En effet, pendant une quinte de toux, le tiers supérieur de la suture s'est ouvert, et une anse intestinale est en partie sortie. Je la couvre de gaze iodoformée et je place un bandage compressif. T. 38,2

Le 3. La plaie s'est ouverte dans toute sa hauteur. Une anse intestinale longue de 15 cent. est sortie. Je la lave au sublimé. Elle est ensuite couverte de gaze iodoformée. Je place par-dessus un pansement compressif, formée de ouate trempée dans du sublimé et fortement exprimée et par dessus une bande de diachylon. C'est la seule manière efficace de lutter contre les quintes de toux continuelle de la malade. T. 38,9.

Le 5. L'état local est le même, l'état général paraît un peu meilleur.

La malade s'est relevée peu à peu. Nous avons vu une mince pellicule cicatricielle partie des bords de la plaie, monter peu à peu sur l'intestin et le couvrir.

Il n'y eut pas de nouvelle poussée inflammatoire et la cicatrisation se termina au bout de dix semaines. Quand la malade quitta l'hôpital, la cicatrice était fermée par une membrane très mince, blanche, ayant 10 centimètres de haut et plus de 5 de large,

Les coliques avaient disparu, comme si les adhérences de l'intestin à la paroi ne s'étaient jamais formées.

La malade rentra en mai 1887 dans le service de M. Ollivier, aux Enfants-Malades avec les signes d'une tuberculose généralisée.

A l'entrée, le ventre n'était ni ballonné, ni sensible au toucher, pas de diarrhée, appétit bon.

Pendant cinq mois elle eut des crises de douleurs dans le ventre et de diarrhée intense, que le traitement parut calmer.

Les dix derniers jours de sa vie, la malade eut de très violentes douleurs dans le ventre. La cicatrice paraissait distendue et plus rouge.

Morte le 10 septembre, 17 mois après l'opération.

Autopsie :

Le péritoine contient environ deux litres d'un liquide clair, citrin. Intestin rétracté, collé contre la colonne vertébrale forme une masse du volume du poing. Vers le milieu et à sa face externe est une ulcération voisine d'un ganglion mésentérique lamellée, qui paraît s'être vidée dans l'intestin. Mésentère rempli de ganglions tuberculeux.

Epiploon rétracté et contenant fort peu de tubercules.

Pas de granulations tuberculeuses à la surface de l'intestin.

Paroi abdominale : On ne trouve rien au niveau de la cicatrice faite par la laparotomie. Pas d'adhérences de l'intestin, pas de bride ni de fausse membranes.

La surface péritonéale est lisse. La cicatrice est mince comme une feuille de papier un peu fort.

Estomac adhérent au foie sur lequel il existe une masse de tubercules. La face inférieure du diaphragme est couverte de granulations tuberculeuses, le foie contient des tubercules au niveau du hile ; la rate également. Trompes tuberculeuses du volume du doigt, poumons et plèvre tuberculeux.

Observation LI. — Montgomery. *Transaction of Americ. Assoc. of Obstetric and Gynæc.*, 1888, Philadelphia, p. 45.

Jeune fille de 16 ans, vue en consultation par les Drs Heilman et Stone. Depuis quatre jours, elle avait de fréquents accès de vomissements, devenus fécaloïdes en dernier lieu ; abdomen très tympanisé et tout à fait tendu ; nulle évacuation de matières fécales depuis le début et sécrétion urinaire peu abondante. La température la plus élevée avait été de 38°,8, le pouls à 120°. Etat général mauvais. Avant ces accidents, elle avait une nutrition défectueuse et misérable. On la suppose atteinte d'obstruction intestinale et on se décide à la laparotomiser pour en chercher et en éloigner la cause, si possible. Incision médiane de 5 pouces de long ; il s'écoule quelques onces de liquide séreux de vilain aspect. On attire les intestins au dehors, on les examine, mais on ne trouve pas d'obstruction. Le péritoine est criblé de granulations miliaires. On fait à l'intestin plusieurs ponctions avec une aiguille hypodermique pour évacuer le gaz et pour pouvoir fermer la plaie. La cavité, vu le mauvais état de la malade, est lavée à la hâte et l'abdomen refermé. Deux jours après, selles spontanées. La convalescence de la malade fait des progrès extraordinairement rapides. Depuis, sa santé et son état général ont été très considérablement améliorés.

Observation LII. — Keetley. *Lancet*, 1890, t. II, p. 1028.

Petit garçon, Samuel, H..., âgé de 6 ans, est admis à The West London Hosp., le 9 septembre 1890. La veille de son admission, il a été pris de douleurs abdominales et de vomissements ; garde-robes, 24 heures avant son entrée. Il était bien portant jusqu'à il y a 4 mois, époque où il a eu la rougeole, suivie d'une ascite qui a duré 2 mois. Coqueluche depuis deux mois, mais assez bon état général jusqu'au moment de son affection actuelle, qui a débuté brusquement. Le malade est vu par le Dr Ball. Abdomen dur et rétracté ; légèrement douloureux, surtout dans la région ombilicale. L'enfant se plaint d'une douleur abdominale et ne présente ni hernie ni tumeur.

10 septembre. Les vomissements abondants persistent ; plusieurs lavements sont donnés avec peu ou point de résultats ; pas de sang dans les selles. Abdomen comme auparavant. Le toucher rectal reste négatif. Pas d'urines depuis son entrée ; la sonde en retire six onces. Urines acides, 1020, avec des traces d'albumine.

Le 11 au soir. Vomissements presque constants, maintenant fécaloïdes. Abdomen peu distendu. Température, 36°,1. Le malade a pris du lait, d'abord avec un soda, puis avec de l'eau de chaux. Plusieurs lavements, avec de la glycérine, avec de l'opium, avec lait, œufs et cognac et teinture d'opium (toutes les 4 heures) ; cataplasmes de farine de lin sur l'abdomen avec teinture d'opium.

Le 11, 9 h. 30 du matin. — Après une consultation entre le Dr Ball et M. Keetley, ce dernier ouvre l'abdomen sur la ligne médiane, à égale distance de l'ombilic et du pubis. Une anse d'intestin grêle se présente ; injectée, rouge, elle a perdu son poli, est criblée de petits tubercules et présente partout le même aspect. Le mésentère est aussi couvert de tubercules. M. Keetley rentre l'anse intestinale, après l'avoir saupoudrée d'iodoforme ; il passe alors une mèche d'iodoforme imbibée de sublimé à 1/2000e dans le bassin, en laissant une extrémité en dehors de l'abdomen. La plaie est fermée en haut avec des épingles, pansée à la gaze iodoformée, à la ouate salicylée, maintenue par un bandage de flanelle. Le malade vomit dans l'après-midi. La première fois du lait caillé en quantité faible, la seconde fois en plus grande abondance.

Le 12. Le malade, depuis l'opération, est alimenté toutes les 4 heures avec des lavements de cognac, de lait et d'œufs ; toutes les heures, il prend par la bouche un drachme de lait. Depuis l'opération, trois selles, constituées par les lavements rendus. Le lendemain, quatre garde-robes ; pas de vomissements. Toutes les heures, il prend une cuillerée de lait. La température, montée à 38° le soir du 12, est retombée à la normale le second jour et ne s'est plus élevée. La convalescence s'est établie immédiatement et sans interruption, l'enfant ne souffrant plus, ayant un bon appétit. Chaque jour, il va en s'améliorant. La mèche iodoformée est enlevée le sixième jour, au premier pansement, et un petit drain est introduit pendant 24 heures seulement. Les bourgeons charnus de l'orifice fistuleux sont cautérisés plusieurs fois avant la guérison complète. Il n'y a aucune tendance à l'éventration et l'enfant ne porte ni ceinture, ni bandage. Il paraît engraissé et bien portant. Deux mois après l'opération, ses selles sont régulières et son abdomen de normale apparence.

II. — ADULTES

OBS. PERSONNELLE. (Obs. 7. du tableau I).

Femme, 23 ans, entrée le 20 mars 1891, salle Chassaignac, dans le service de M. Terrier. Antécédents héréditaires ou personnels, nuls au point de vue de la tuberculose.

Malade seulement depuis un mois, ventre volumineux, très douloureux, vomissements très fréquents, diarrhée, température élevée. — Alitée depuis 10 jours.

Etat actuel, 25 mars : Ventre globuleux, distendu, avec légère circulation veineuse complémentaire. Ascite libre, occupant toute la partie sous-ombilicale ; pas de gâteau d'induration. Annexes et utérus normaux.

Pleurésie séreuse double, légère à droite, occupant les 2/3 inf. du thorax à gauche.

Etat général, mauvais ; très amaigrie. — Température vespérale de 39° et 39°,5. Vomissements incessants. — Douleurs abdominales très vives. — Diarrhée presque continue.

Elle reste en chirurgie jusqu'au 31 mars et passe ensuite dans le service de M. Huchard ; sa pleurésie a augmenté et a nécessité une ponction d'urgence le 29. L'état général est si mauvais, la température, à grandes oscillations, si élevée qu'on ne peut intervenir. La péritonite du reste paraît stationnaire.

Elle revient en chirurgie le 7 avril. Jusqu'au moment de l'opération, sa pleurésie reste toujours abondante et nécessite encore deux ponctions d'urgence ; de plus, on entend dans tout le poumon opposé des râles de bronchite disséminés.

L'amaigrissement a fait encore des progrès ; la fièvre reste toujours intense ; les vomissements sont presque constants (la malade ne supporte même pas le lait), la diarrhée continue.

L'abdomen est dans le même état : ascite libre de moyenne abondance.

La mort est fatale dans quelques jours ; M. Terrier essaie une dernière chance de salut, la laparotomie, le 9 mai.

Incision sous-ombilicale : grand épiploon adhérent, évacuation de l'ascite, lavage boriqué. Péritonite tuberculeuse type sans adhérence. Tubercules miliaires.

Anesthésie délicate : teinte asphyxique, cyanose des extrémités, pouls rapide et très irrégulier. Durée de l'opération, 20 minutes.

La malade ne se réveille pas et meurt dans le collapsus, 24 heures après, de shock.

Autopsie : Péritonite tuberculeuse généralisée, pas d'adhérences ; granulations grises et jaunes, innombrables. Organes génitaux, sains.

Plèvre gauche, contient un litre et demi de liquide citrin. Couverte sur toute son étendue de granulations grises récentes que l'on retrouve aussi sur la plèvre droite.

Quelques petits tubercules miliaires au sommet droit.

Observation 84 du tableau IV). — *Péritonite tuberculeuse à forme ascitique. Laparotomie, excision d'une portion du péritoine pariétal ; drainage. Guérison.* (Due à l'amabilité de M. Delagenière.)

La nommée J..., Césarine, âgée de 27 ans, sans profession, demeurant au Mans, m'est adressée par mon confrère et ami, le Dr Bolognési, du Mans.

Comme antécédents héréditaires : Père de la malade, tuberculeux.

La malade dit avoir toujours joui d'une bonne santé. Réglée à 15 ans 1/2, sa menstruation, jusqu'alors, a été régulière (toutes les cinq semaines). Elle a eu deux enfants, le dernier il y a un an ; jamais de fausses couches. Dernières règles il y a deux mois.

A cette époque, la malade éprouva pour la première fois une douleur vive dans le côté droit ; les règles ne viennent pas et le ventre grossit rapidement. Elle est alors électrisée par un médecin de Pontoise qui diagnostique du météorisme.

État de la malade le 10 juin. — L'état général est médiocre. La malade, affaiblie et maigre, tousse un peu. A l'auscultation des poumons, on ne découvre pas de lésions, mais la respiration s'entend mal aux deux sommets ; l'expiration surtout est rude. Rien à signaler du côté du cœur ; les urines sont normales.

Du côté du ventre, l'ombilic est normal ; le ventre saillant, énormément distendu jusqu'aux côtes. Il mesure 1 m. 10 comme circonférence maximum. La percussion révèle de la matité sur la ligne médiane jusqu'à un travers de main au-dessus de l'ombilic. Sur les côtés, la matité fait place à de la sonorité dans les deux flancs ; le rapport des parties mates et sonores n'est pas modifié quand on fait coucher la malade tantôt sur un côté, tantôt sur l'autre. Au toucher, l'utérus semble normal ; il n'est pas élevé ; les culs-de-sac vaginaux ne sont pas tendus ; l'organe est parfaitement mobile.

Opération le 11 *juin* 1891. — Je suis assisté par M. le Dr Vincent (du Mans). M. le Dr Bolognési donne le chloroforme ; enfin les Drs de Paoli, Salomon et Gaignard sont présents à l'opération.

La malade est placée sur le plan incliné. Je fais une incision sous-ombilicale de 10 centimètres. La paroi saigne abondamment. La séreuse paraît se confondre avec le tissu cellulaire et, en disséquant, j'arrive à une membrane épaisse qui peut être la séreuse ou la paroi d'un kyste adhérent. J'isole un peu sur les côtés cette membrane, puis je fais une ponction qui donne issue à 4 litres 300 grammes de liquide transparent. Je songe de plus en plus à un kyste de l'ovaire adhérent, et en poursuis activement la dissection. Je décortique ainsi toute la paroi antérieure de l'abdomen en faisant de nombreuses boutonnières à la soi-disant paroi kystique. En arrivant dans le flanc droit, les déchirures deviennent de plus en plus faciles à faire et de plus en plus nombreuses ; j'introduis la main dans ce que je crois être un kyste et je trouve les intestins agglutinés entre eux et tout granuleux. En bas, je trouve l'utérus et les annexes ; leur volume est normal, mais leur surface est complètement granuleuse et comme parcheminée.

Je résèque alors toutes les portions décortiquées du péritoine ; l'une mesure 20 centimètres sur 16. Dans leur totalité, les parties excisées représentent la surface de toute la paroi abdominale antérieure.

Je pratique l'exploration des reins et nettoie avec des tampons imprégnés de sublimé la cavité péritonéale et la cavité pelvienne ; puis j'installe un gros drain dans le cul-de-sac de Douglas.

Suture de la paroi aux crins de Florence à un seul étage.

Pansement iodoformé.

Chloroforme Dumouthiers, 50 grammes.

Durée de l'opération, une heure trois quarts.

Remarques anatomo-pathologiques. — Ce qui caractérisait surtout les fragments de péritoine excisé, c'était l'aspect granuleux et parcheminé de la membrane; on sentait entre les doigts les granulations tuberculeuses absolument comme des grains de millet. Ces pièces furent mises dans l'alcool et présentées à la Société de médecine du Mans, à sa séance mensuelle du 5 août 1891. Elles avaient alors absolument l'aspect de chagrin ; les saillies tuberculeuses se détachaient des deux côtés de la membrane.

Marche. — 11 Juin. Le soir, bon état général. La malade urine seule ; sa température est de 38°. Elle a eu quelques vomissements dus au chloroforme.

Le 12. 37°,4 le matin, et 37°,2 le soir. Etat aussi satisfaisant que possible.

Le 13. 37°,8 le matin et 37°,2 le soir. Le pansement est défait et changé ; il est complètement traversé par de la sérosité fournie par le drain qui est raccourci. La malade, qui a pris une purgation le matin, va à la selle le soir.

Le 14. 36°,6 le matin et 37°,8 le soir. L'état continue à être bon.

Le 15. 36°,6 le matin et 37°,9 le soir. Le pansement est changé et le gros drain remplacé par un plus petit.

Le 16. 37°,6 le matin et le soir.

Le 17. 36°,8 le matin et 37° le soir. Le pansement est changé, le drain supprimé et les fils enlevés.

A partir de ce jour, rien à signaler au point de vue de la température qui oscille entre 37° et 38° jusqu'au 28 juin, et qui, après, redevient absolument normale. Le pansement est refait les 21 et 28 juin et le 1er juillet.

Depuis, je revois la malade régulièrement tous les quinze jours.

En juillet, la plaie abdominale reste fermée. Il ne se reforme pas de liquide. L'état général de la malade s'améliore sensiblement.

En août, une fistulette s'établit à la place du drain et donne issue à un suintement assez considérable. Je pratique des cautérisations au thermocautère.

Le 5 septembre. La fistule est fermée, mais on peut constater la réapparition d'un peu de liquide. Cependant, l'état général reste très bon et la malade reprend des forces.

Le 20. La fistule est restée fermée, mais le ventre a pris de l'extension par suite de la formation de liquide intra-péritonéal. Cependant l'état général est toujours aussi satisfaisant que possible.

J'ai revu la malade le 15 octobre, son état général était très bon, son ventre renfermait à peine de liquide ascitique et tout portait à croire que la guérison devait être obtenue.

Excellent état encore, en janvier 1891.

Observation 114, du tableau IV. — Inédite. (Service de M. le Dr Terrier.)

La nommée Clémentine Z..., 19 ans, couturière, entre le 1er mai 1890, à l'hopital Bichat, dans le service de M. Terrier. Ses antécédants héréditaires n'offrent rien de particulier à signaler. Elle n'a jamais eu de maladie sérieuse, réglée à 13 ans, elle a toujours eu et a encore une menstruation régulière ; ni enfants, ni fausse couche.

Il y a quatre mois, à la fin de ses règles, elle a été prise de douleurs violentes généralisées dans tout l'abdomen mais plus marquées dans l'hypogastre et la fosse iliaque droite : elles ont duré cinq ou six jours et tout s'est ensuite amendé. Deux mois après, les phénomènes douloureux ont reparu et sont devenus continus et la malade a constaté une augmentation notable du volume du ventre, sans autre symptôme. Dans les dernières semaines qui ont précédé son entrée, elle a eu le soir un léger mouvement fébrile et par instants des nausées et même quelques vomissements. Son état général s'est modifié ; elle a perdu ses forces et très notablement maigri.

A son entrée, on constate que l'abdomen est uniformément distendu : la cicatrice ombilicale fait une saillie du volume d'un petit œuf; les veines sous-cutanées ne sont pas anormalement dilatées. La palpation révèle dans les régions ombilicale et sous-ombilicale l'existence d'une tumeur, qui se prolonge un peu vers l'hypochondre droit, là, contours irréguliers, nettement fluctuants, douloureux à la pression. Elle est mate dans toute son étendue et entourée par un météorisme avec tympanisme très accentué.

Au toucher, le col est long et fermé, l'utérus petit et mobile. Les culs-de-sac latéraux sont libres ; dans le cul-de-sac postérieur se trouve une légère induration.

Pleurésie sèche aux deux bases en arrière ; les poumons sont normaux, ainsi que les battements cardiaques. Les urines ne présentent rien de spécial.

Le diagnostic est hésitant entre une péritonite enkystée et un kyste de l'ovaire avec complications inflammatoires.

Laparotomie le 17 mai, par M. Terrier, aidé par M. Quenu. Incision sous-ombilicale ; paroi très vasculaire. On tombe sur un tissu œdématié et vasculaire qui est l'épiploon infiltré et enflammé ; on le décolle de la paroi à laquelle il adhère et au-dessous on trouve une poche qui paraît être une poche kystique. On essaie de décoller à droite et à gauche cette poche adhérant intimement à la paroi ; dans ces tentatives, elle paraît à ce moment s'être crevée, car le champ opératoire est inondé de liquide séro-sanguin. On la ponctionne et on retire un litre et demi de liquide environ ; une pince à kyste est placée sur la paroi qui se déchire trop facilement pour être obturée et attirée au dehors. Les efforts que l'on fait pour accoler la poche, alors en lambeaux, restent inutiles et en enlevant ces fragments isolés on s'aperçoit que cette poche n'est en fait que le péritoine très épaissi. Il limite ainsi une cavité nettement enkystée qui se prolonge en bas jusque derrière l'utérus et remonte à droite jusqu'à la face inférieure du foie ; en arrière. La masse intestinale est recouverte par une sorte de feuillet fibrineux ; à gauche, la poche adhère intimement au côlon descendant et à l'S iliaque que l'on reconnaît très nettement.

On fait alors la suture de la paroi, d'abord au niveau de l'ombilic, puis en descendant peu à peu, presque jusqu'à l'extrémité inférieure de la plaie : On place ainsi 6 ou 7 fils d'argent.

L'épiploon est lié et réséqué, mais cette ligature ne peut être faite en masse, car il se sectionne sous la pression du fil ; il faut multiplier les anses du fil et les peu serrer.

En bas, on place un gros drain dans la poche et deux fils d'argent comprenant la pseudo-poche kystique et les téguments de chaque côté du drain.

Pansement à l'iodoforme et à la gaze et ouate salolée.

Durée de l'opération : 50 minutes.

Les suites opératoires ont été assez simples ; la température s'est maintenue pendant plus d'un mois entre 37° et 38°,6 d'une façon très irrégulière, sans grandes oscillations ; cette élévation de température était probablement due à ce que la cavité kystique, pénétrant jusque dans le petit bassin, se vidait, malgré le drainage, assez mal des liquides septiques qui s'accumulaient à ce niveau (le drain, en effet, avait été infecté et le trajet suppurait). Il n'y a à signaler qu'une très grande fréquence du pouls qui, pendant les 15 premiers jours, est resté autour de 120. Dès la mi-juillet, la température était absolument normale. En août, le ventre était plat et souple ; il persistait une fistule, s'enfonçant à 15 centim. environ dans le bassin et donnant lieu à un suintement purulent peu abondant ; l'état général est excellent. Injections de glycérine iodoformée dans le trajet. Vers la fin de septembre, la malade va parfaitement, se lève tous les jours et mange avec appétit. Le drain est supprimé à la fin de novembre. L'opérée sort le 9 décembre : l'orifice fistuleux est complètement cicatrisé ; la cicatrice, d'une longueur de 10 centim., est linéaire et rosée, sans éventration. Le ventre est souple partout, sans tuméfaction ; il n'existe qu'un point induré au niveau de l'ancienne fistule. L'état général est excellent, et la malade, très engraissée, a une très bonne mine.

Le 6 février 1892, le Dr Vigouroux avait l'amabilité d'examiner la malade et d'envoyer la note suivante à M. Terrier :

« Poids 52 kil., au lieu de 36 kil. le 12 décembre 1890, sept mois après l'opération. Plus de toux ; légère oppression. Appétit et digestion bons ; selles naturelles. Les règles reviennent très régulièrement sans douleurs ; légères pertes blanches, habituelles avant l'opération. Les forces sont revenues, la malade travaille à la couture 6 heures par jour. Le ventre n'est plus douloureux, ni volumineux.

« La plaie est cicatrisée, sauf un léger suintement inférieur au point du drain.

« Enfin, l'auscultation des sommets ne donne d'anormal qu'un très léger bruit de souffle, alors qu'il y a environ huit mois, il existait un bruit de souffle très évident et des craquements.

« Pas de fièvre.

« Je considère l'état général de la malade comme très bon. »

Observation 136 du tableau V. (Personnelle.)

Femme de 33 ans, sans antécédents héréditaires, entre le 11 mai 1891, dans le service de M. Terrier ; malade depuis 18 mois, début par œdème des membres inférieurs passager, avec ascite, ponctionnée deux fois.

A son entrée : ventre développé, asymétrique avec une grosse bosselure sous-ombilicale droite, sonore partout, au palper, on ne trouve pas de tumeur délimitable ; il semble qu'au niveau de l'ombilic il y ait un gâteau épiploïque adhérent, gargouillements intestinaux.

Laparotomie exploratrice le 28 mai, par M. Terrier. Sous le chloroforme, on sent dans l'abdomen, une tumeur profonde collée contre la colonne vertébrale, que l'on suppose être une masse intestino-ganglionnaire. Après avoir dépassé le plan musculaire et sectionné en un point le feuillet péritonéal, on tombe sur des adhérences à la paroi de l'épiploon et de l'intestin, si serrées qu'il est absolument impossible d'entrer dans l'abdomen, on referme le ventre.

Guérison sans accident, sort le 21 juin. Elle nous écrit le 15 mars 1892, qu'elle va très bien, qu'elle ne souffre pas, que son ventre a un peu diminué de volume.

Observation 185, due à l'amabilité du Dr Delagenière. (Inédite.) Résumée.

Femme 28 ans. Deux sœurs, mortes tuberculeuses. Pas de maladies antérieures. Menstruation régulière. Douleurs dans le bas ventre très aiguës depuis trois ans, exaspérées par la marche, la miction. Accidents péritonitiques aigus et brusques, le 2 février, 1891 avec température très élevée, urines purulentes, organes thoraciques sains. Ces accidents ne cédant pas à un traitement bien ordonné, le Dr Delagenière la laparotomise le 9 février L'épiploon, adhérent à la paroi, est détaché puis réséqué, tubercules miliaires sur les anses intestinales qui sont agglutinées entre elles et adhérentes dans le bassin, ces adhérences sont doucement séparées et les annexes mises à nu. Granulations tuberculeuses sur la vessie, l'utérus, les trompes : pyosalpingites doubles. Castration bilatérale. Suture et drainage du cul-de-sac de Douglas

Suites opératoires normales, sans accidents. Suppression du drain le 14 février. Elle rentre chez elle le 5 mars. Petite fistule au niveau du drain. Excellent état local et général qui persiste encore le 12 juin. Il n'y a qu'une petite ulcération tuberculeuse au niveau de l'ancien orifice du drain ; les culs-de-sacs sont normaux, le ventre indolore.

Observation personnelle 204. — Service de M. Terrier.

Femme de 21 ans avec antécédents tuberculeux héréditaires. Malade depuis quatre mois : légères douleurs abdominales, augmentation de volume du ventre ; ni diarrhée, ni vomissements ; pas de fièvre. Menstruation régulière, peu abondante, indolore ; leucorrhée.

A son entrée : ventre de batracien : ascite peu abondante, paraissant cloisonnée ; pas de point induré. Absence de douleurs, de troubles intestinaux. Annexes augmentées de volume, immobiles et douloureuses, surtout à droite. Pleurésie double, légère à droite, occupant à gauche les deux tiers inférieurs de la plèvre. Poumons paraissent sains (?)

Opérée le 11 août 1891 par M. Terrier. Ascite citrine peu abondante. Péritoine vascularisé, injecté, couvert de petites granulations grisâtres lui donnant un aspect grenu ; lésions d'autant plus marquées que l'on se rapproche de l'excavation pelvienne. Les anses sont hypertrophiées, très rouges, épaissies, couvertes des mêmes granulations ; ovaires kystiques. Castration double, lavage boriqué du péritoine ; suture de la paroi à trois étages. *Péritonite histologiquement tuberculeuse.*

Guérison opératoire. La malade part à la fin de septembre : L'ascite ne s'est pas reproduite ; sa pleurésie double est guérie, mais le sommet du poumon gauche est pris (submatité, expiration prolongée, respiration rude).

Le 15 mars 1892, son mari nous écrit que sa situation est bonne, qu'elle a bon appétit et marche toute la journée sans fatigue ; son ventre n'a pas regrossi. Quant à ses lésions pulmonaires, nous ne pouvons pas en indiquer l'état faute de renseignements précis.

INDEX BIBLIOGRAPHIQUE

Ahlfed. — *Deutsche med. Wochenschr.*, 1880. *Centrbltt f. Gynæk.*, 1887, n° 48.

Alexandroff. — Laparot. dans périt. tub. de l'enfant. *Vratch.* t. XII, 1891, n° 6, p. 165.

Audry. — Laparot. dans la périt. tub. *Lyon méd.*, 1887, p. 327-332.

Balls-Headley. — Swieben weitere. Laparot. *Austral. M. J.*, 1889.

Bampton. — Case of tubercular peritonitis. *The Lancet*, janvier 1888, p. 21.

Bantock-Granville. — One hundred consecutive cases of abdom. section *The Lancet*, mars 1887, p. 569.

Barker. — Acute intestinal strangulation due to a band with active tub. periton. Laparotomy cure. *British m. J.*, 1890, I, p. 124.

Barthez et **Sanné**. — *Traité des maladies des enfants*, t. III, 1891.

Bassini. — *Soc. Ital. chir.* Bologne, 1889.

Batchelor. — 100 cases of abd. surgery. *Australas. M. gaz.* 1890-91, 256-261, 15 June.

Battlehner. — *Verhandt der deutsch gesellsch. für Gynækol.* 1er congrès, p. 222.

Bayon (Le). — *De la typhlite tubercul. chron.* Th. Paris, 1891.

Beck. — *British M. J.*, I, p. 648, 1891.

Boerner. — *Wiener med. presse.* 1887, n° 4.

Bellici-Pompeo. — *Raccoglitore medic. Forli*, 1888, V, p. 93.

Boulland. — *De la tuberculose du péritoine et des plèvres.* Th. Paris, 1885.

Brouilly. — Pérityphlite tub. *Soc. chirurg.*, 2 mars 1892.

Braun. — Réunion médic. de Marburg, 2 juillet 1890. *Berliner klin. Wochenft.*, n° 14, p. 850, 6 avril 1891.

Breisky. — *Centr. blt. für gesammte Therapie.*, June 1887.

Brühl. — Du trait. chir. de la périt. tub. *Gaz. hôp.*, 1890, n° 129, p. 1187.

Bruen. — Abdom. section for chronic. tub. peritonitis. *Philad. county med. Soc.*, nov. 1887.

Cabot. — Cases of laparotomy for tub. peritonitis. *Boston M. S. J.*, 1887, p. 554 ; 1888, p. 121 ; 1890, p. 640.

Cadet de Gassicourt. — Tub. pulm. avec périt. suppurée prise pour une collection hépatique. *Soc. méd. hôp.*, déc. 1880.

O'Callagham. — The treatment of tub. perit. by abdom. section. Royal acad. of med. in Ireland, 22 févr. 1889. *The Dublin J. of med. science*, 1890, I, p. 472 et 535.

Campana. — Laparot. in uno caso de perit. tuberc. *Raccoglitore med. Forli.*, 1886, p. 102-115.

Carré. — Laparot. pour périt. tub. *Assoc. française pour av. des sc.* Congrès de Toulouse, 1887, p. 303.

Canniot. — *De la résect. du bord inférieur du thorax pour aborder la face convexe du foie.* Th. Paris, 1891.

Caspersohn. — Zur lapar. bei Bauchfell tuber. *Mitthl. f. de Verein Schleswig-Holstein Aertze.*, april 1888. Hft XI, stk. 8; — *Centr. bltt. f. Chir.*, 1890, p. 807, n° 42.

[illegible]. — *Rev. mensuelle de l'enfance*, 1888.

[illegible]. — La cura chirurgica nella tub. del peritoneo. *Riforma med.* Napoli, 1889, 6e réunion de Soc. Ital. de chir. *Semaine méd.*, 1889, p. [illegible].

[illegible]. — *Riforma med.*, n° 268, 23 nov. 1891, p. 512.

[illegible]. — A case of tub. perit. cured by washing out the abd. cavity. *Britsh. M. J.*, 1887, [illegible], 996.

[illegible]. — *Medic. Record.*, 1891, I, p. 466.

[illegible]. — *Etude sur le rein des tuberculeux*, Th. Paris, 1889. Congrès Chirurg., Paris, oct. 1889. Congrès Méd. de Berlin, 1890, [illegible]. Kummel...

Czerny. — Beitrag 2 klin. Chir. Hft I, Bd 6. *Deutsche med. Wochenschft*, 1889, n° 45; — *Centrbltt. f. Gynæk.*, 1890, nos 18 et 31.

Croom. — 131 cas of abd. sect. *Edimb. M. J.*, May 1889, p. 1017 (cas 112, 117, 121, 122, 123); — *Id.* May 1890.

[illegible]. — In Elmassian. Th., Paris, 1890, n° 25.

[illegible]. — Case of tub. perit. treated by ab dom. section and flishing. Recovery. *New. Zealand. M. J.* Dunedin, 1890-91, IV, 167-172.

[illegible]. — In Th. Maumange. Paris, 1889.

[illegible]. — *Congrès chir.* Paris, oct. 1889.

[illegible]. — *Archiv. méd. expér.*, mars 1890.

[illegible]. — *Deutsche med. Wochenschft.*, 1879.

[illegible] (Mac). — In *Oster. Johns Hopkins hosp. rep.* February 1890, p. 80, n° 2.

[illegible]. — A case of chronic circumscribed perit. with effusion treated. with incisions and drainage. *Tr. M. Soc. Arkansas*, 1888, p. 179.

[illegible]. — Twenty laparotomies. *Austral. M. J.*, 1891, p. 188-206.

Dupenchel. — *Gaz. hebd. Méd.* 8 février 1889, p. 92.

[illegible]. — Tubal and peritoneal tuberculosis, with special referenceto diagnosis. *The transactions of the american gynécological Soc.*, septembre 1891, Philadelphia.

[illegible]. — Nottingham M. Chir., Soc., June 1890. — *British. M. J.*, II, p. 152, 1890. — Tub. peritonitis and its treatment by abd. section. *Prov. M. J.* Leicester, 1891, p. 322, 324, n° 114, 1er juin.

[illegible]. — Tub. of the peritoneum. Evacuation of ascites by laparotomy. Cure. *Boston. M. J.*, 1888, p. 403.

Boston M. J., 1890, I, p. 640.

[illegible]. — *Contribut. à l'étude de la laparot. dans la périt. tub.* Thèse Paris, 1890, n° 25.

[illegible]. — *Wiener med. Wochenschft.*, 1887.

[illegible]. — Beitrage zur laparot. bei périt. Tuberc. Corresp. bltt f. Schweitzer Aertze, 1887, n° 20, p. 610; — *Centr. bltt f. gynæk.*, 1887, n° 45, p. 714.

[illegible]. — *Soc. Ital. Chir.* Bologne, 1889.

[illegible]. *Melbourne Austral. M. J.*, 1889, 15 oct.

[illegible]. — *The Dublin J. of medic. Sc.* 1890, I, p. 536.

Frankel. — *Public health Soc.*, Berlin, 1890.

Frommel. — *Verhandlungen der deutschen Gesellschaft fur gynæk.* 1er Congrès, p. 222.

Gardner. — Abd. section in tub. of the peritoneum and uterine appendages. *New-York M. J.* 1890, I., p. 274.

Goodell. — Chronic perit. with pseudo membranous exsudations, ascites and matting together of the intestines, simulating a tumor, laparotomy. *Univ. med. mag. Philad.*, 1888-89, I., p. 215, 220.

Graefe. — *Verhandl. der deutsch. Gesellsch. für Gynæk.* 1er Congrès, p. 222.

Grechen. — Gynäkologische studien und Erfarungen Heuser's Verlag. I heft. *Centr. bltt. f. Gynæk*, 1888, p. 349.

Guastavino. — Ascite e laparotomia explorativa. *Gaz. Med. Lomb.* Milano, 1891, I, 149, 158, 165, 190.

Hancock Ruskin. — *British. M. J.*, 1890, II, p. 1479.

Hartley. — Périt. tub. lapar. *Leeds and west riding. Med. chir. Soc.*, 11 janvier 1889.

Hawkins-Ambler. — *British. M. J.*, 1891, I, p. 648.

Hedrich. — Périt. tub. chron. avec issue de 13 lombrics par fistule abd. Laparot. Guérison opératoire. *Gaz. méd. Strasbourg*, 1er août 1890.

Hegar. — *Genital tuberc. des Weibes*, 1886. *Centrblt f. Gynæk.*, 1887, nº 5, p. 170,

Henoch. — Périt. purulente guérie par la laparot. *Berlin klin. Woch.*, 26 janvier. nº 4, p 87.

— Uber einen durch. Laparotomie geheilten fall von chron. perit. *Klin. Woch.* Berlin, 18 juillet, nº 28, p. 680.

— Périt. chron. des enfants. *Soc. méd. int.* de Berlin, 16 novembre 1891.

Heydenreich. — Laparotomie dans la périt. tub. *Sem. méd.*, 1888, p. 473.

Hirschberg. — *Verhandl. der deutsch Gesellsch. für Gynæk.* 1er congrès, p. 228.

Hofmokl. — *Wien. med. Woch.*, 1887, XXXVII, p. 498.

Homans. — 384 laparotomies. Transactions of the Internat. med. Congress. Ninth session, 1887, vol. I, p. 495-502 ; — Two cases of laparot. for ascites caused by tub. peritonitis : both cured. *The Lancet*, 14 April, 1888, I, p. 268.

Irish. — *Boston M. J.*, 1887, p. 148.

Iversen. — Peritonitis tuberculose. Laparotomia. *Gynaek. ogobst. medd. Kjobenh.*, 1888, 140-144.

Jacobi. — *Med. News.*, 13 février 1886, p. 192.

Jacobs. — Périt. tuberc. chez un enfant de 3 ans 1/2. Laparotomie. Guérison *Clinique*, Bruxelles, 1890, 3 juillet, nº 27, p. 418.

— *Id.* 24 avril 1890, nº 17, p. 258.

Jeannel. — Salpingite tub. à forme kystique. *Ass. fr. pour Av. des sc. Congrès de Toulouse*, 1887, p. 808.

John. — *Traité de tub. périt. par la laparotomie*, 28 pages. Tubingue.

Johnston et **Thompson.** — *Med. Soc. of District of Columbia.* January 1889. *J. of Amer. Assoc.*, 1889, p. 742.

Jonnesco. — Tuberculose herniaire. *Rev. chirurgie*, 10 mars 1891, nº 3, p. 185.

Kappeler. — In Kummel.

Keetley. — Three cases of tub. peritonitis in which. abd. section was performed. *The Lancet. Lond.*, 1890, II, p. 1028.

Kelly. — Tub. peritonitis. Operation. Johns Hopkins hosp. *Bull. Balt.*, 1889-90. *Univ. med. Mag.* April 1889, p. 400.

Kirmisson. — Périt. tuberc. traitée par la laparotomie et guérie par les injections de sérum de chien. *Congrès de la tub.*, août 1891.

Knaggs. — *The Lancet*, octobre 1886. Obstruction intestinale avec périton. tuberc. Guérison.

— Case of tub. perit. treated by laparotomy and washing out. *Tr. clin. Soc.* London, 1887. *British M. J.*, 1887, II, 995.

Kooks. — German gynecol. Assoc. 4° réunion. In *the Americ. J. of Obst.*, novembre 1891, p. 1392.

König. — Die peritoneale tuberkulose und ihre heilung durch den Bauschnitt. *Cent. f. Chir.* Leipzig, 1890.

Kümmel. — Uber laparotomie bei bauch fell tub. *Med. chir. centr. bltt. Wiener*, 1889. *Archiv. f. klinische. Chir.* Berlin, 1888, p. 39-52. *Centr. bltt. f. Chir.*, 1887, n° 25. *Deutsche med. Woch.*, 1889.

Labbé. — *Congrès chirurg.*, Paris, 1889.

Lanelongue. — In MAURANGE. Th. Paris, 1889.

Lange. — *New-York M. J.*, 1891, p. 164.

Lannelongue. — Congrès de la tuberculose 1887 et 1888. *Acad. sciences*, 31 mai 1887.

Largeau. — Hydrocèle vaginale et épiplocèle chez enf. de 5 ans. Epiploïte tuberc., cure radicale d'épiplocèle, hydrocèle et tub., *Soc. chir.*, 1888, p. 816.

Launois. — *France méd.*, 1882, II, p. 25.

Lauenstein. — Bermer kung zu der räthselhaften. Heil wer kung der Laparotomie bei peritoneal tuberkulose. *Centralblatt f. Chir.* Leipzig, 18 oct. 1890. — *Centrblt f. klin. Chir.*, Bd XXII, n° 42.

Lawson-Tait. — *Edinb. M. J.* nov. et déc. 1889

Lebec. — Pseudo-étranglement interne. Laparotomie dans une périt. tub., généralisée. Guérison. *Soc. chir.*, févr. 1886.

Lejars. — L'occlusion intestinale au cours de la périt. tuberc. *Gaz. hôp.*, 5 déc. 1891, p. 1305., n° 42.

Letiévant. — In TRUC.

Le Noir. — *Etude de l'albuminurie chez les phtisiques.* Th. Paris, 1890.

Lindfors. — Om tuberc. perit. med. Sors kildt. ascende p. diagnosi och operativ Behandling. *Ett bidrag tell teckens Kirurgi.* Lund., 1889.

Lindner. — *Berlin. klin. Wochenerft*, 1891, n° 48, p. 1154.

Lohlein. — *Deutsch. med. Wochensrift*, 1889.

Ludlam. — Tub. peritonitis and the abd. section. *Clin. Chicago.*, 1888, p. 97.

Marsh. — A case of tub. perit. treated by laparotomy and drainage. *Clin. Soc. Lond.*, oct. 1887. *The Lancet*, II, 1887, p. 918.

Martin. — Même indic. que MENIERT.

Markoe. — *New-York M. J.*, 1889, nov., p. 557; *id.*, 1891, p. 164.

Mathis. — *Du traité de la périt. tuberc.*, 1890. Th. Paris, n° 7.

Maurange. — *De l'intervention chirurg. dans la péritonite tuberc.* Th. Paris, 1889.

Mayne. — *The Lancet*, 1891, I, p. 771.

Mayo-Robson. — Two cases of abd. section in Tub. perit. *The Lancet*, sept. 1888, p. 1170.
British Med. J., 1889, II, p. 1214.

Meinert. — *Verhandlungen der Deutschen Gesellschaft fur Gynæk.* 1er Congrès, p. 222.

Meyer. — *New-York. M. J.*, 1891, p. 164.

Miller. — Successful case of Laparotomy in a girl aged 10, for tub. perit. *Edinb. Med. J.*, oct. 1890, p. 341.

Mikulicz. — In KUMMEL. *Berlin. klin. Woch.*, sept. 1890.

Montgomery. — Laparotomy in peritonitis. *Tr. of. Amer. Assoc. of obstetricians and gynecologists*, 1888, p. 45.

Morrill et **Bradford.** — Tub. peritonitis apparenty cured by laparotomy. *Boston Med. S. J.*, 1888, p. 534.
Mueller. — Zur casuistik der heilung der peritoneal tub. durch die laparot. *Med. Monatsch. New-York*, 1890, p. 567.
Muselier. — Trait. chirurg. de la périt. tuber. *Gaz. méd.*, Paris, 1890, p. 503.
Mynter. — *Buffalo med. and Surg. J.*, févr. 1890.
Mann. — 160 laparotomies, 8 pour affect. en dehors petit bassin. *Buffalo M. S. J*, avril 1890 et fév. 1890, p. 428.
Mac-Murtry. — Twenty consecutives cases of abdom. sect. *medic. Record*, 7 déc. 1889, p. 637.
— The treatment of peritonitis by abd. sect.; some illustrative cases *Ann. gynæc. Boston*, 1887-88, I, p. 541.
Marcy. — *Transact of amer. Assoc. of obstetricians and gynecologists*, 1888, p. 89. Meeting of the Massachusetts med. Soc. June 1890.
Monnier. — *Soc. méd. pratique*, 6 juillet 1891.
Mori. — La laparotomia a scopo curativo. *Raccoglitore med. Forli*, 1888, V, p. 201.
Morini (Domenico). — Una nuova laparotomia a scopo curativo in S. Arcangelo di Romagna. *Raccoglitore med. Forli*, 1888, V, p. 444.
Mundé. — Périt. tuber. prise pour affect. des trompes. *New-York obst. Soc.*, mars 1890
Naumann. — Tuberculosis peritonei. *Laparotomi. nelsa hygiea.* Stockholm, 1890, p. 487.
Olshausen. — *Verhandl. der deutsch. Gesellsch. f. Gynæk.* 1er congrès, p. 222.
Osler. — *The Johns Hopkins hosp. Reports.* February, 1890, n° 2.
Parkes. — *The american J. of med. sc.*, p. 266, 1890, II.
Péan. — *Gaz. hôp.*, 1886, n° 68. Tumeur solide du mésentère, p. 544.
Pepper. — Laparotomy in case of double tub. pyosalpinx. *The Lancet*, déc. 1888, p. 1065.
Petit. — In Pic. *Loc. cit.*
Petri. — In Kummel.
Pic. — De l'intervention chirurgicale dans les péritonites tuber. *Th. Lyon*, 1890.
Pitts (Bernard). — *Pathological Soc. of London*, 1891. *The Lancet*, 1891, II, p. 930, n° 17.
Pollosson. — In Pic. *Loc. cit.*
Poncet. — In Pic. *Loc. cit.*
Poten. — A case of tub. of the peritoneum cured by laparotomy. *New-York M. Record*, juin 1887; — *Centr. blt. f. Gynæk*, 1887, n° 3, p. 33.
Preindlsberger. — Beitrag zur casuistik der Laparotomie, bei tub. der peritoneum, *Wiener klin Webuschr.*, 1890, p. 713. *Centr. blt. f. Chir.*, 1891, n° 12, p. 246.
Pribram. — Ueber therapie der Bauchfell tub. mit besonderer Berucksichtigung der Laparotomie. *Med. chir. Centr. blt. Wiener*, 1887, p. 580.
Reeve. — Report of a case abdom. sect. for chronic. suppurative peritonitis. *New-York M. J.*, 1887, XI, p. 124-137.
Von Reuss-Bilin. — Zur palliativincision bein Periton. tuberk. *Wiener med. Wochenschr.*, 1887, n° 34.
Reynier. — In Pic.
Richelot. — De la laparotomie exploratrice. *Union méd.*, juillet 1891, p. 183.
Ricketts. — *Transact. of amer. Assoc. of Gynæcol. and Obstetricians*, 1888, p. 48.

Rioblanc. — Trait. chirurg. des péritonites. *Arch. méd. pharm. milit.*, 1890.
Rispal. — *Trait. de la forme ascitique de la péritonite tuber.* Th. Toulouse, 1891.
Rohé. — A case of tub. peritonitis treated by laparotomy. *Virginia M. Month Richemond*, 1890-91.
Von Rokitansky. — Zur casuistik der laparotomie bie perit. tuberculosa. *Allg. Wien med. Ztg.*, 1887, p. 559, n° 45.
Roosenburg. — Twee gevalle van perit. tub. genezen door laparotomie ; *Feestbundel a F. G. Donders.* Amsterdam, 1888, p. 211.
Ross. — Report of cases of tub. perit. and acute, septic. peritonitis. Laparotomy. *Canad. Pract. Toronto*, 1ᵉʳ mai 1891, 200-203, n° 9.
Routier. — Trait. chir. de la périt. tub. *Méd., mod.*, 3 avril 1890, p. 287 ; — *Sem. méd.*, 1890, p. 287-290 ; — *Soc. chir.*, 1890.
Ruggi. — 3 Laparot. pour tub. péritonéales, 3 guérisons. *Congrès chir.*, Bologne, 1891, avril. — Terza centuria di laparotomie. *Riforma medica*, 13 avril 1891, p. 78, n° 82.
Saexinger. — Rapporté par KUMMEL.
Sanger. — *Med. Record*, 8 novembre, 1890, p. 521.
Secheyron. — Trait. chir de la périt. tub. *Archiv. obst. et gynéc.*, 1887, II, p. 515.
Schede. — Laparot. pour périt. tub. *Geburts. Gesellschaft zu Hambourg.* Séance du 10 mai 1887. *Centrbltt. f. Gynæk.*, 1887, n° 47, p. 764.
Schmalfuss. — *Centrbltt. f. Gynæk.*, décembre 1887, p. 822.
Schmidt. — Zwei neue laparot. bei Bauchfelltub. *Centrbltt f. Gynæk.*, août 1889.
Schmitz. — Zur Casuistik der durch den Bauchsnitt ausgeheilten peritoneal tub. St-Pétersbourg, 1891, *Centrbltt. f. Gynæk.*, 1891, n° 21, p. 427.
Schrœder. — *Zeitschr. f. Geburts. u. Gynæk.*, Bd XII, S. 499.
Schuckling. — Rapporté par Kummel. *Centrbltt. f. Gynæk.*, 1887, n° 47, p. 764.
Schwartz. — De la péritonite sèche tuberculeuse. *Semaine médicale*, 20 janvier 1892, p. 23.
Schwarz. — *Wien med Wochenschr.*, 1887, XXXVII, p. 498.
Shœmaker. — Laparot. for tub. perit. *J. of the Americ. med Assoc.*, 1889, p. 641.
Square. — Case of tub. perit. *The Lancet*, janvier 1888, p. 21.
Spaeth. — Zur chir. Behandlung der Bauchfelltub. *Centrbltt. f. Chir.*, 1889, n° 40, p. 656.
Parker Syms. — *New-York M. J.*, February 1891, p. 141-143.
Subbotir. — *Congrès Berlin*, 1890.
Terrillon. — *Leçons de clin. chir.*, 1889, p. 403. — *Bulletin méd.*, juillet 1889, n° 55. — *Semaine médicale*, 1890, p. 378.
Thomson. — Recherches expérim. sur la formation des adhérences dans la cavité abdominale après la laparot. *Centrbltt. f. Gynæk.*, 31 janvier 1891.
Treves. — *The Lancet*, 1887, II, p. 918.
Truc. — *Traitement chirurgical de la péritonite*, Th. agr., 1886.
Troïanoff. — *Soc. méd. Russe*, 10 octobre 1891. *Vratch*, 1891, n° 42, p. 953.
Trzebicky. — Zur lapar. bei tub. perit. *Wiener med. Woch.*, 1888, 182 et 214.
Tscherning. — *Vratch*, 1891, n° 39, p. 878.
Turazza. — Riparto chir. dello spedale di Monselice. *Riforma med.*, novembre 1891, p. 325.
Underhill. — Oper. for tub. perit. ; recovery. *The Lancet*, 29 août 1891, p. 488.
Varneck. — Lapar. dans la périt. tub. *Meditsinskœ obozrienie*, XXXV, 1891, p. 11. *Gaz. hebd.*, 28 mars 1891, p. 153.

Vacher. — *Inflam, périombilicale dans la périt. tub. chez les enfants*. Th. Lyon, 1890.
Vautrin. — Laparot. pour périt. tub. *Soc. chir.*, XV, p. 131.
Vierordt. — Ueber die perit. tub. *Deutsches Archiv. f. klin. med. Leipzig*, 1889-1890.
— *Berliner klin. Woch.*, 14 octobre 1889.
Wagner. — Rapporté par Kummel.
Waitz. — *Assoc. méd. Hamburg.*, 23 oct. 1888.
Walker. — Tub. perit. cured. by operation. *British M. J.* janv. 1889, p. 181.
Warker (van de). — *Americ. J. of Obst.*, sept. 1887, p. 932.
Warneke. — Lapar. in tub. perit. *Med. Oboz. Mosk.*, 1891, XXXV.
Weinstein. — *Centrbltt. f. chir.*, 1887, nº 45, p. 843.
Wells (Spencer). — *Tumeurs de l'ovaire*, 1883, p. 110.
Wheeler. — Two cases of laparot. for. tub. perit. *Boston M. S. J.*, 1890, II, p. 241-243.
Whetstone. — Ovariotomy for double ovarian tumor with tub. perit. *Boston M. J.*, 1886, p. 1034.
Wiese. — Ein Beitrüg zur lapar. bie Bauchfelltub. *Kiel*, 1890, H. FIEUCKE.
Wright. — On some forms of abd. abcess. *The Lancet*, 1891, I, p. 364.
Wyder. — *Correspondbltt f. Schweizer aertze*, 1889, nº 24.

TABLE DES MATIÈRES

IMPRIMERIE LEMALE ET Cie, HAVRE

A LA MÊME LIBRAIRIE

ARNOULD, ancien interne des hôpitaux. — **Contribution à l'étude de l'hydronéphrose**. Prix...... .

AUDAIN, ancien interne des hôpitaux. — **De l'hémostase préventive dans les opérations chirurgicales**. Prix.... 4 fr.

BOUFFE DE St-BLAISE, ancien interne des hôpitaux. — **Des lésions anatomiques que l'on rencontre dans l'éclampsie puerpérale. Prix.** 7 fr.

BUSCARLET, ancien interne des hôpitaux. — **La greffe osseuse chez l'homme et l'implantation d'os décalcifiés**. Prix ...... 5 fr.

CARTIER, ancien interne des hôpitaux. — **Glycosuries toxiques et en particulier intoxication par le nitrate d'urane**. Prix........ 4 fr.

CHEVALIER, ancien interne des hôpitaux. — **De l'intervention chirurgicale dans les tumeurs malignes du rein**. Prix........ 7 fr.

CIVEL, ancien interne des hôpitaux. — **De la trachéotomie préventive avec tamponnement du pharynx dans les opérations intéressant la bouche et la cavité pharyngienne**. Prix........ 3 fr.

DAGRON, ancien interne des hôpitaux. — **De l'occlusion intestinale par calcul biliaire.** Prix........ 3 fr.

GAMPERT, ancien interne des hôpitaux. — **Traitement de l'amygdalite lacunaire par la discission des amygdales.** Prix........ 3 fr.

LÉTIENNE, ancien interne des hôpitaux. — **De la bile à l'état pathologique** (avec 2 planches en chromolithographie) Prix........ 5 fr.

MACON, ancien interne des hôpitaux. — **Contribution à l'étude des résultats de la résection du genou**. Prix........ 4 fr.

MALLET, ancien interne des hôpitaux. **Contribution à l'étude de l'épilepsie syphilitique**. Prix........ 3 fr. 50.

MARQUÉZY, ancien interne des hôpitaux. — **Des difficultés du diagnostic des fibromes de la paroi postérieure de l'utérus dans le travail de l'accouchement**. Prix........ 3 fr.

MOREL, ancien interne des hôpitaux. — **Contribution à l'étude de la diphtérie.** Prix........ 3 fr. 50

OUSTANIOL, ancien interne des hôpitaux. — **Contribution à l'étude des méninges rachidiennes.** Prix........ 6 fr.

POULALION, ancien interne des hôpitaux. — **Les pierres du poumon de la plèvre et des bronches, et la pseudo-phtisie pulmonaire d'origine calculeuse.** Prix........ 7 fr.

PROST, ancien interne des hôpitaux. — **Contribution à l'étude des myopathies syphilitiques.** Prix........ 2 fr. 50

PILLIET, ancien interne des hôpitaux. — **Étude d'histologie pathologique sur la tuberculose expérimentale et spontanée du foie.** Prix... 4 fr.

REPIN, ancien interne des hôpitaux. — **Origine parthénogénétique des kystes dermoïdes de l'ovaire**. Prix........ 4 fr.

ROUFFINET, ancien interne des hôpitaux. — **Essai clinique sur les troubles oculaires dans la maladie de Friedreich et sur le rétrécissement du champ visuel dans la syringomyélie et la maladie de Morvan.** Prix........ 2 fr.

ROUSSEL, ancien interne des hôpitaux. — **De l'actinomycose chez l'homme en France.** Prix........ 3 fr.

THOMAS, ancien interne des hôpitaux. — **De l'antisepsie appliquée au traitement des affections parasitaires de la bouche et des dents. Rôle des micro-organismes dans ces affections.** Prix .... 6 fr.

TUILANT, ancien interne des hôpitaux. — **De la névrite puerpérale.** Pr. 2 fr. 50.

VASSAL, ancien interne des hôpitaux, **Contribution à l'étude de la paralysie alcoolique et en particulier des formes généralisées.** Pr.. 3 fr.

IMPRIMERIE LEMALE ET Cie, HAVRE

www.ingramcontent.com/pod-product-compliance
Ingram Content Group UK Ltd.
Pitfield, Milton Keynes, MK11 3LW, UK
UKHW021905260726
13966UKWH00006B/784

9 782011 948267